叩开
中医药学之门

游云　任亭静　著

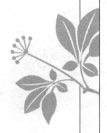

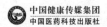

中国健康传媒集团
中国医药科技出版社

图书在版编目（CIP）数据

叩开中医药学之门 / 游云，任亭静著 . — 北京：中国医药科技出版社，2021.3

ISBN 978-7-5214-2251-1

Ⅰ . ①叩… Ⅱ . ①游… ②任… Ⅲ . ①中国医药学—普及读物 Ⅳ . ① R2-49

中国版本图书馆 CIP 数据核字（2021）第 002423 号

美术编辑　陈君杞
版式设计　也　在

出版　**中国健康传媒集团** | 中国医药科技出版社
地址　北京市海淀区文慧园北路甲 22 号
邮编　100082
电话　发行：010-62227427　　邮购：010-62236938
网址　www.cmstp.com
规格　880 × 1230 mm $^1/_{32}$
印张　4 $^3/_8$
字数　90 千字
版次　2021 年 3 月第 1 版
印次　2021 年 3 月第 1 次印刷
印刷　三河市百盛印装有限公司
经销　全国各地新华书店
书号　ISBN 978-7-5214-2251-1
定价　**35.00 元**

获取新书信息、投稿、为图书纠错，请扫码联系我们。

内 容 提 要

　　本书是作者从事中医药行业近 30 年的心得体会，作为一本科普读物，作者尽可能地回避古奥的中医术语和艰涩难懂的生物学术语，从源远流长的中国医学历史，探讨与古代哲学同根同源的中医概念，并尝试穿越到古代，站在古人的角度去追溯中医药理论体系的建立过程；从古人对中药的阴阳五行分类，到中药为什么有效的现代研究进展，尝试探索中医药的未来发展之路；从认识身边的中医药，到如何读懂一份药品说明书，都用通俗易懂的语言加以阐述。本书可供广大中医药爱好者及中学生阅读参考。

前　言

　　几千年来，在中国这片土地上不断上演着朝代更迭、盛衰转化的欢喜悲歌，但中华文化千年来生生不息，代代传承，其内在动力源自何处？从某种角度来说，形象表意的汉字是中华民族思想传承的重要工具之一。汉字，作为中华文化的载体，成为流淌在中华民族身躯中的血脉，千年以来从未中断。我们知道在南方各省，虽然是只隔一条河或一座山，但发音却大不一样，汉字发音可谓是千差万别。然而，汉字的象形表意成为我们中华儿女，在祖国各地乃至世界各地无障碍沟通的工具。汗牛充栋的古代书籍成为中华文化的载体，其中的中医药学即使在战乱频繁的年代仍得以不断地延续发展。事实上，中医的诊疗思维与中国人的"中庸思想"高度一致，中庸是儒家修身养性的最高境界，即"喜怒哀乐之未发谓之中，发而皆中节谓之和……致中和，天地位焉，万物育焉"；而中医治病的核心也是帮助机体恢复平衡，阴平阳秘，达到心平气和的境界。中医的阴阳平衡理论，不仅指导临床医生遣方用药，而且指导我们在日常生活中形成积极乐观、开朗豁达的生活态度。对"飘风不终朝，骤雨不终日"的朴素认识，既是基于阴阳对立统一、相互转化的思维模式，也成为中华民族坚韧不拔、历久弥坚的精神内涵。

纵观历史，中医药学是一门包容的学科，她不断接纳新的药物、新的治疗手段，不断与时代共同发展；同时中医药学又深受中国传统儒家思想的影响——尊经崇古，《黄帝内经》时期奠定的理论框架沿用至今。从世界历史的角度来看，不论是西方传统医学还是中国传统医学，他们的产生都来自对自然界的观察，来自对生老病死过程的思考，来自对于疾病的防治经验总结，虽然二者的起源相似，但是到了 17 世纪，它们的发展逐渐分道扬镳。阴阳五行是古人认识世界最基本的方法论，简单地说，阴阳相当于二分类法，五行相当于五分类法，阴阳是对比法，五行是类比法，古人通过分类、对比去认识纷繁复杂的自然世界和人体病理生理过程。当然在 21 世纪，我们认识世界的工具越来越多，可以实现无限细分。生命的奥秘无穷无尽，科技的手段日新月异，中医药学也进入一个既可以仰望星空，又可以细致分析的时代。

本书内容来自我在北京市第五中学为高中生讲授的"走进中医药学"这门选修课。通过与可爱的高中生们在课堂上的互动，一方面我为同学们介绍中医理论思维体系及现代中医药研究进展；一方面针对他们提出的问题，找在为他们解答的过程中不断深化丰富对中医药的认识，真正实现了教学相长。作为一本科普读物，我们尽可能地回避古奥的中医术语和艰涩难懂的生物学术语，从源远流长的中国医学历史，探讨与古代哲学同根同源的中医概念，并尝试穿越到古代，站在古人的角度去追溯中医治疗体系的建立过程；从古人对中药的阴阳五行分类，到中药为什么有效的现代研究进展，尝试探索中医药的未来发展之路；从认识身边的中医药，到读懂一份中药说明书，以帮助我们合理使用中医药。在回答"中药为什么有效"这个问题时，需要我们在不断的探索研究中寻找答案。我们开展中医药现代研究过程，并不意味着要使用现代微观的尺子去衡量古人的经验，也不是替古人讲述我们所不知道的事情，而是要在古人医疗经验的基础上，获得新的发现。在未来，我们还会有新的内容不断地补充完善。

　　衷心感谢北京市第五中学李晨、李鼗、张立、孙文博和周竞超等各位老师对授课及本书撰写过程中给予的支持。衷心感谢各位选修"走进中医药学"课程的同学们，你们的每一个问题，每一条意见，每一个会心的笑容，都是我撰写本书的动力源泉。衷心感谢中国健康传媒集团中国医药科技出版社白极副总编辑多年以来的支持与鼓励。衷心感谢身边的每一位老师、每一位研究生，这些年来与你们一起在中医药研究的道路上风雨同舟，共同经历了无数次的失败，也一起分享过成功时的小小喜悦。

编者

2020 年 12 月

目　录

医史漫谈——中医的起源及发展脉络　／1

神农尝百草　／3

医巫同源　／3

药食同源　／4

物理疗法起源　／5

岐黄论道　／6

中医外科学之父——华佗　／11

中医临床医学之父——张仲景　／14

炼丹家暨医药化学家——葛洪　／18

山中宰相陶弘景与《本草经集注》　／20

中国的希波克拉底誓言——《大医精诚》　／21

儒医苏东坡与沈括　／24

金元各家学说　／25

李时珍与《本草纲目》　／30

从《红楼梦》谈痘疹、温热病的防治　／32

西学东渐与中西医融合发展　／34

同根同源——古代哲学与中医 / 36

阴阳 / 39

五行 / 41

气血 / 42

藏象 / 44

经络 / 45

三焦 / 46

本草药性——中医理论指导的中药应用 / 48

四气 / 50

五味 / 50

升降浮沉 / 51

中药炮制 / 52

中药配伍 / 53

辨证求因——内外失衡与疾病 / 54

外感六淫 / 56

疫疠 / 57

内伤七情 / 59

克敌制胜——中医三大法宝 / 60

扶正祛邪 / 62
清热解毒 / 66
活血化瘀 / 71

五志调节——心病还要心药医 / 75

怒胜思 / 79
喜胜悲 / 79
恐胜悲 / 80
以习愈其惊 / 81
结合艺术情境治疗 / 81
经典方剂的创立 / 82

食药同源——餐桌上的中药 / 83

现代研究——中药为什么有效 / 90

青蒿素的发现与诺贝尔生理学或医学奖 / 92
剧毒之砒霜，癌症之良药 / 93
青出于蓝而胜于蓝 / 95
经典名方黄芩汤的现代研究 / 97

祛瘀止痛的三七 / 99

从活血化瘀到维持健康血流力学环境 / 105

合理用药——是药三分毒 / 109

药物是一把双刃剑 / 111

中药不良反应 / 113

合理用药从了解药品说明书开始 / 115

医史漫谈

——中医的起源及发展脉络

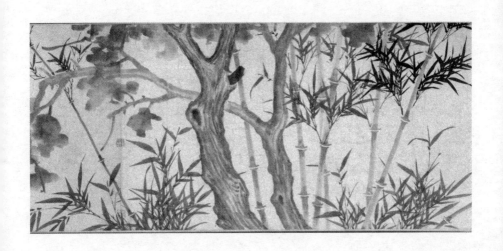

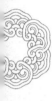

　　"人食五谷杂粮，岂有不得病？"从根本上来说，医学起源于生活生产实践。为了缓解病痛的折磨，古人就地取材，通过随处可见的药草来治疗疾病，如以火取暖止痛、利用砭石祛脓，等等，但是古人对于很多疾病没有找到有效的治疗方法，在死亡面前，他们往往无能为力，因而祝祷占卜降神的巫医也伴随着医学的起源与发展。医学是一门不断积累临床经验、不断进行归纳总结提高的学科，那些既有医学底蕴，又具有深厚文学功底的著名医家如张仲景、华佗、葛洪、陶弘景、李时珍等为中医学的发展做出了巨大的贡献。

神农尝百草

　　在原始社会，人们以植物的果实和含有淀粉的块根为基本食物，这时可能会遇到有毒的植物或者食物，当我们的祖先吃到与疾病对症的毒性食物（一般为具有催吐、发汗、泄下等作用的毒性植物），病症便神奇地好起来了，于是，祖先们就把它们记录并保存了下来。譬如服用附子后令人眩晕，但是它具有止痛效应；服用麻黄后令人发汗，汗出之后体温下降，显示出麻黄有退热效应。"神农尝百草，一日而遇七十毒"，可能是原始氏族人在主动地寻找治病的药物，也可能是他们一同出去寻找可以充饥的食物时一天遇到了大小几十次的毒。《周礼·天官》说："聚毒药以供医事。"《黄帝内经》中提到的用毒药治病，均可反映这一历史事实。

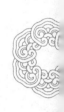

医巫同源

　　到了奴隶社会，随着生产力的发展，出现了脱离体力劳动的人，如巫医，奴隶社会部落中智慧灵巧的通神者，以祝祷降神。在原始荒蛮时期，古人不仅崇拜鬼神、崇拜祖先，还崇拜天地山川及动植物等，甲骨文中有不少因疾病而向天帝祖先占卜的卜辞，这种占卜多由巫执行。相传周部落打败了殷人之后，各乡设立巫医治疗机构，也是用药治病的"乡立巫医，具百药，以备疾灾。畜五味，以备百草"（《逸周书·大聚》），因此也有医巫同源之说。

早在《史记·扁鹊仓公列传》中就指出了疾病难治的六种情况，包括态度骄横不讲理者、视财如命者、信巫不信医者、起居饮食不规律者、身体极度虚弱者、病入膏肓者，这六种情况放在当代依然适用。从另外一个角度去看，在我国汉代，医和巫就已经分家了。

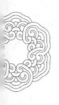

药食同源

在商代，药食同源可以说较为普遍了。商汤时期著名的厨师长伊尹因为饭菜做得好，被提拔为丞相，他最早将草药用于煲汤，并使用酒剂治疗疾病，著就了《汤液本草》一书，成为汤药之祖。据记载，伊尹和成汤的对话中就有"阳朴之姜，招摇之桂"，姜和桂既是调味品，又是常用中药。

春秋时期的著作《庄子·养生主》中记载的庖丁解牛的故事，不同的人读了会有不同的理解。"良庖岁更刀，割也；族庖月更刀，折也。今臣之刀十九年矣，所解数千牛矣，而刀刃若新发于硎"。"善哉！技盖至此乎"——哲学家读后悟出了"实践出真知""技能来自于实践""熟能生巧"的意义。"吾闻庖丁之言，得养生焉"——医学家读后悟出了"解决问题要抓主要矛盾""顺应自然""为所当为以颐养天年"的意义。医史学

叩开中医药学之门

家读后悟出了什么呢？那就是最早从事解剖的实践者不是医生，而是庖丁这一群体，也就是说古人最初的解剖知识可能来自于厨师或者是行刑官，动物及人体解剖知识的积累促进了医学的发展。

物理疗法起源

　　著名的扁鹊与蔡桓公的故事就发生在春秋时期的蔡国，扁鹊前后一共见了蔡桓公4次，每次都讲了关键的一句话，分别是"病在腠理，烫熨可以治""病在肌肤，针灸可以治""病在肠胃，汤剂可以治""病在骨髓，无力回天了"，看到蔡桓公讳疾忌医的态度，扁鹊逃命到了秦国。蔡桓公对扁鹊的态度比较差，始终是"朕没病""朕不高兴""朕很不高兴"；甚至嘲笑扁鹊"医之好治不病以为功"；最终蔡桓公将命送到了鬼神那里。这则故事首先告诫我们要正视疾病，不可讳疾忌医，并提出了"疾病早发现，早治疗"的观点。其次，这则故事也用简要的语言描述了疾病由表及里、由浅入深的转归——从腠理（皮毛）、肌肤、肠胃深至骨髓的过程；并根据病位的不同提出了相应的治疗手段——包括物理治疗的烫熨和针灸，以及化学治疗的汤药。

　　古人在劳动生产中对自然界的认识不断提高，逐步积累经验，针对不同的疾病创造及应用了物理疗法。《素问·异法方宜论》中记录了砭石、灸法、九针、按摩导引等疗法的发明和应用与地理位置和生活条件有关。东边靠海鱼盐产区，老百姓食鱼而嗜咸，多患痈疡等皮肤肌肉外部疾患，于是用砭石划破皮肤以放血，连带将腐败物也排泄出去，病情随之减轻。在北边寒冷地区，人民生产生活以放牧为主，日常食用乳制品，易生胀满之病，因而使用灸焫（jiǔ ruò）对抗外界的寒冷以及腹部胀满等症状。在南方炎热雾露地区，天气湿热，食物不易保存，老百姓常食用一些发酵腌制的食物，谓"嗜酸而食胕"，导致的"病挛痹"，就采用九针治疗。在西边地势高、风沙大的地区，人们依山而居，肌肤致密，常食用肥美多脂食物，病多由内生，治疗多宜使用药物。中原地区物产较为丰富，其民食杂而不劳，故其病多痿厥寒热，因此发明了导引按摩等方法加以治疗。这些描述反映了我国古代医学已将各个民族地区的地理环境、疾病种类、治疗方法等方面加以综合了。

岐黄论道

有道是"半部论语治天下"，《论语》以孔子与学生的问答形式讨论了修身、齐家、治国、平天下的儒学。成书于同一个时代的《黄帝内经》则以黄帝与岐伯的问答形式讨论了人的生命历程、人与自然的关系，以及疾病与死亡的关系等。《论语》中孔子告诫季路曰"未知生，安知死"；而在《黄帝内经》中岐

叩开中医药学之门

伯和黄帝多次讨论了疾病导致死亡的过程与结局，"死"字共出现了 400 余次，重点描述了何种病症属于危重难愈、预后较差，最终会危及生命，导致死亡的情况。可以说岐黄论道，论的是自然之道、中医之道。

岐黄本是岐伯与黄帝二人的合称，慢慢就成为了中医学的代称。司马迁在《史记》的开篇即载："黄帝者，少典之子。姓公孙，名曰轩辕。生而神灵，弱而能言，幼而徇齐，长而敦敏，成而聪明。"黄帝被奉为上古五帝之首，姓公孙，名轩辕，是一个极仁德和有才能的人，他领导本部落种植谷物、建盖房屋、改变游牧生活，在黄河流域定居下来。黄帝氏族先后打败了前来进犯的炎帝族和蚩尤部落，并使四方臣服，成为中华民族的最早雏形，这也是我们自称为炎黄子孙的由来。由于黄帝被认为是中华民族的始祖，后人对他极为尊崇，把著作托为黄帝所作以示珍重，这几乎是古代的时尚。《黄帝内经》的体裁表现为黄帝与其老师岐伯的问答，但其作者并不是黄帝，也并非一时一人所作，而是数百年间众多医家经验、理论观点的总结和汇编。

据考证，《黄帝内经》在春秋时期出现，在战国时期成书，在西汉编订完成。《黄帝内经》的问世标志着中医学从单纯的经验积累阶段，发展到理论总结阶段，包括《素问》和《灵枢》两部分，各 9 卷 81 篇，合为 18 卷 162 篇，约 14 万字，论述了中医基本理论与针灸经络。这个理论框架的建立，直到今天仍然指导着中医临床，这也是中医药区别于西方植物药的根本原因之一。

《黄帝内经》的成书确立了中医的基础理论框架。它强调人体是一个整体，人体的各个脏腑是一个统一的整体，并强调心脏的主导作用。如果一个器官出了毛病，就可能牵连其他器官，甚至会引起全身反应；而全身的状况也会影响局部病变。自那以后，我们中医就提出治病不能"头痛医头，脚痛医脚"，一定要把人的全身作为一个统一的整体看待。这与工业革命时期提出的人体机械论是全然不同的。随着时代的进步，整体观也越来越引导着医学的进步。

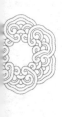

《黄帝内经》强调人与自然环境密不可分，提出了四时气候的变化、地理环境的优劣都会影响人体健康，并提出了"天人相应"的论断，对四季的常见病、多发病，不同地域的多发病进行了具体描述，是现代流行病学的雏形，这种人与自然和谐相处的整体观也是中医理论千年不衰的根本所在。需要指出的是，对古人囿于当时的认识水平提出的"天圆地方，人头圆足方以应之，天有日月，人有两目。地有九州，人有九窍……"等论断，我们现代人需要以客观的态度，采用"扬弃"的辩证法，取其精华而去其糟粕。

《黄帝内经》提出："圣人不治已病治未病，不治已乱治未乱。"从这句话可知古人早在 2000 年前已经指出预防是医学的重点。古人根据"和于阴阳，调于四时"的原则，指出了四季养生并预防疾病的具体方法。春季是万物复苏的季节，自然界呈现出一片生机蓬勃的景象，草木萌发，万物欣欣向荣。在这种自然环境下，人们应该穿着宽松的衣物，身体不要受到束缚，要经常在庭院里散步，以便使精神随着春天万物的生发而舒畅活泼，充满生机。对待事物，也要符合春天的特点，应当发生的就让它发生，而不要阻止它；应当给予的就给予，而不要剥夺它；应当培养的就去培养，而不要惩罚它。这就是适应自然环境"春生"的特点，来调养人体气血的方法与原则。

夏季天气炎热，是植物开花结果、繁荣秀丽的季节，为了适应这一环境，人们在起居方面，应该晚睡早起，保持心情愉快而不要轻易激动和恼怒，不要厌恶白天太长，抱怨天气太热，精神要像自然界的草木枝叶繁茂、花朵秀美那样充沛旺盛。夏天阳热旺盛，身体应出些汗，使体内阳气能够宣通开泄于外。天气虽然炎热，但也不要长时间地待在阴凉的环境里，而要适当地到户外活动，这是因为夏季是万物生长的季节。长夏是一年中阳气最旺盛的时期，也为秋季收获打下基础。

秋季天气转凉，自然界呈现出一派丰收而平定的景象。秋风渐来，天高气爽，暑湿之气一扫而光。在这个季节里，人们的精神情绪要保持安定平静，借以缓解秋凉之气对身体的束缚。但是，怎样才能做到安定平静呢？这就要收敛自己的思绪，控制自己的心情，不急不躁，平静自然，使秋季肃杀之气不能伤害身体，而使肺气通利调畅。换句话说，这种精神状态也可以很好地预防秋冬季的流行性感冒。

冬季是万物生命潜藏的季节，自然界中的阳气深藏而阴寒之气很盛，表现出风寒凛冽、水结冰、地冻裂的景象。为了适应这个环境，人们也要注意保暖。要使自己的思想情绪平静，好像有所收获而不肯泄漏机密那样，保持平静而不露声色，这就是适应冬季"藏"气特点的养生方法和原则。在《黄帝内经》中，古人很鲜明地提出了按照正常的生活规律作息，身体才会健康，才能更好地防治疾病的论断。

《素问·上古天真论》说："恬惔虚无，真气从之，精神内守，病安从来！是以志闲而少欲，心安而不惧……"这些关于心理学的描述也是中医学的宝贵财富；人是社会的人，社会地位的变化，势必引起情志变化，最终会影响人的健康。《黄帝内经》提出了人和社会环境是一体的，兵荒马乱时期百姓容易患病；人的社会地位改变如先贵后贱，先荣后枯，也会造成精神内伤，从而诱发多种疾病。《黄帝内经》中关于情志疾病的症状、病因等描述可以说是奠定了心理学的雏形。

《黄帝内经》将阴阳和五行学说相结合，并采用阴阳五行学说对人体脏腑经络以及治疗进行了归纳总结，把阴阳的对立统一看成了万事万物的普遍规律。《素问·阴阳应象大论》说："阴阳者，天地之道也，万物之纲纪，变化之父母，生杀之本始，神明之府也，治病必求于本。"阴阳是中国人认识事物的基本方法之一，也就是认识世界最基本的"二分法"。从时间、空间，到物质以及物质的属性几乎都可以用阴阳这个"二分法"进行分类。

《黄帝内经》在辨阴阳寒热的基础上，又将五行学说引入医学，用来说明人体脏腑和各器官之间是互相联系、互相影响

叩开中医药学之门

的。《灵枢·经水》说："夫八尺之士，皮肉在此，外可度量切循而得之，其死，可解剖而视之。其脏之坚脆，腑之大小，谷之多少，脉之长短，血之清浊……皆有大数。"这说明在《黄帝内经》成书时期，提倡人体解剖。根据《灵枢·肠胃》所载·人的大小肠和食管长度比例是35∶1，而现代解剖测得比例为37∶1，这说明古人是通过解剖来认识人体内脏结构的。

总之，《黄帝内经》奠定了中医发展的基石，包含了古代哲学、天文、历法、地理、气象、物候、社会、风俗等丰富内容，还包含了古人在认识客观世界的同时是如何认识人自身的生理、病理等内容。

中医外科学之父——华佗

东汉末年的战乱对于这一时期医学的影响重大，医生更加重视对外科疾病和传染病的救治。因此，这一时期出现的华佗和张仲景两位名医，对此后的中医学产生了巨大的影响。东汉末年，群雄蜂起，征战不止，百姓落难逃荒，出现了"白骨露于野，千里无鸡鸣"的悲惨现象。这时候外科、伤科手术的发展以及麻沸散的发明是历史的必然。

华佗，字元化，沛国谯（今安徽亳州）人，他青年时期刻苦好学，曾游学于今徐州一带，拜师访友，通晓五经之书。由于他擅长外科，在外科手术治疗和应用麻醉术上更有着卓越的成就，所以被奉为中医外科学之父。华佗配制了麻沸散，以酒作引给病人服用后，病人即醉无所觉，华佗大夫"刳破腹背，抽割积聚……继而缝合，敷以神膏"，这是历史上最早的外科手术记录。

华佗与曹操是同乡，比邻而居，年龄也相当。根据《三国志》等史书记载，曹操病头风眩，是一种比较剧烈的头痛病症，很像西医学所讲的三叉神经痛，这种病会经常发作且很难治愈。曹操就邀请华佗上门诊治，经针灸治疗后十分有效。于是，曹操想强制将华佗留下来做侍医，但却遭到了华佗的拒绝。曹操恼羞成怒，命人杀死华佗。曹操杀死华佗后，爱子苍舒病困，因众医莫治而亡，此刻他才自悔不该处死华佗，"吾悔杀华佗，令此儿僵死也"。

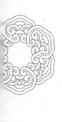

为什么说华佗是中医外科学之父呢？这与历史发展的客观条件以及个人小宇宙爆发的双重因素有关。湖南长沙马王堆三号汉墓出土的医书《五十二病方》，反映了先秦时期的医疗水平，其中记述多种治疗痔、瘘的外科手术，还有类似腹股沟斜疝的修补术，展现了秦汉时期的外科手术水平。此外，我国古代的人体解剖学知识在当时也是处于较高的水平，《黄帝内经》中就记载了人体内脏的形态大小、重量、尺寸和部位等，这些知识的积累为开展腹部外科手术提供了必要的条件。连年的战争，也需要高明的外科医生采用酒和药物麻醉，开展刮骨疗毒这般对创伤性疾病的治疗。因此，外科之父华佗不仅是个传说，而且是历史的必然。

叩开中医药学之门

大家都知道，任何外科手术，特别是那些剖腹开胸的大手术，必须首先保证病人在无痛或基本无痛的条件下承受切肤割肌和断肠剖心之苦，这就要求安全有效的麻醉技术。华佗大夫发明了传说中的麻沸散。同时期的张仲景大夫也曾运用乌头镇痛，对"心痛彻背，背痛彻心"痛症的治疗积累了丰富经验。传统的镇痛药随剂量增加会产生镇静、麻醉作用，中毒量可导致呼吸麻痹而死亡，乌头也不例外。张仲景在《金匮要略》中描述了乌头中毒所呈现的轻度麻醉现象，强调"知其者如醉状"。

大家一定很好奇麻沸散是由什么药物配制而成的，可惜的是史料中并没有可靠的记载。早在战国时期，兵荒马乱，军医往往以乌头汁或直接用乌头外敷以止痛。由此我们推测，麻沸散中应该包括乌头、天雄、附子、莨菪、羊踯躅、曼陀罗花等具有麻醉止痛作用的药物。

华佗还发明了五禽戏，提出"血脉流通，病不得生"的疾病预防观点。华佗指出：人要经常运动，但是不能过度运动。适当的运动能够帮助脾胃消化、促进血液循环、预防疾病的发生，其中道理与大自然"流水不腐、户枢不蠹"的现象相通。同时他编制了最早的医疗保健操——"五禽戏"。五禽即虎、鹿、熊、猿、鸟。五禽戏的动作是模仿虎的扑动前肢、鹿的伸转头颈、熊的伏倒站起、猿的脚尖纵跳、鸟的展翅飞翔而形成。通过模仿它们的姿态进行运动，可以舒展筋骨、畅通经脉，使手足灵活，从而达到锻炼身体、防病祛病的目的。据传华佗的徒弟吴普依法锻炼，活到 90 多岁依然耳不聋、眼不花、牙齿完好，达到百岁高龄乃去。

在紧张的学习、工作之余，若我们每天坚持 1 小时的体育锻炼，既是遵循千年以前华佗前辈的教导，又是健康生活方式的倡导。

中医临床医学之父——张仲景

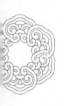

张仲景是与华佗同时代的医生，虽然二人未曾谋面，但是他们都有一颗悲天悯人的心。张仲景自述，他的家族原有 200 余人，但自建安元年（196 年）以来，不到 10 年的时间，就有近 140 人因染病而死去，其中一半以上死于伤寒病。严酷的现实，督促张仲景发奋读书，勤求古训，博采众方，一边为病人解除疾苦，一边结合当时医家和自己的医疗经验，撰写了《伤寒杂病论》这部临床医学名著。张仲景首创了"阴阳、表里、寒热、虚实"的中医临床疾病诊治分类方式，并相应地制定治疗手段，奠定了中医辨证论治的基本原则。《伤寒杂病论》问世之后，由于战乱频繁，原著不久即告散失。到了唐代，其中的"伤寒"部分被孙思邈的《千金翼方》收列为《伤寒论》；到了北宋，其中的"杂病"部分经林亿等校订为《金匮要略》。

中医学的"伤寒"并非指西医学的"肠伤寒"，而是多种外感热病的统称（包括西医学的多种急性传染病）。《伤寒论》对当时的传染性热病的发展变化过程及症状进行了细致的论述，根据热病初期和晚期、共有和特殊、治疗有效和误治恶化等各种不同情况所表现出来的种种症状和体征，归纳成六大证候群，分别称为太阳病、阳明病、少阳病、太阴病、少阴病、厥阴病。张仲景概括总结了传染病的发病规律，首创了六经传变的辨证理论，并根据症状的属性、轻重、缓急进行遣方用药，创制了著名的、现在仍在沿用的"麻黄汤""桂枝汤"等经典方剂。如果偶有伤风着凉，有感冒的前期症状"恶风、怕冷、流鼻涕"，可以试着用家里常备的调料（桂枝、生姜、大枣）和药食两用药材（甘草、芍药）以一定比例组成桂枝汤，以水煎汤，服用后一定记着再喝碗热稀粥，微微出汗后效果更好。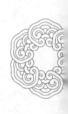

麻黄汤由麻黄、桂枝、杏仁、甘草四味药材组成，被称为诸方之祖，具有解表散寒、止咳平喘的作用。古人患了感冒，医生处方中大多有麻黄，用于发汗解表。在20世纪20年代，北京协和医学院陈克恢教授从中药麻黄中提取分离得到麻黄碱，并确认其有扩张支气管、改善哮喘的作用。麻黄也作为诸药之首，得到了科学印证。

无论古今中外，张仲景的概括抽象能力都可以说是出类拔萃。他把临床上出现的各种错综复杂的证候分为"阴、阳、表、里、寒、热、虚、实"八大类，以区分病症寒热、病位深浅、人体抗病能力等病情的不同表现，并据此开展相应的治疗，被后人称为"八纲"辨证。在21世纪的今天，我们该如何理解八纲辨证呢？中医看病需要使用辩证唯物主义吗？事实上，如果我们穿越到张仲景时代，看到那么多困苦的病人，那么多纷繁复杂的疾病症状，首先的反应是："懵了，这咋整呢？"但此时伟大的张仲景大夫把古人的阴阳五行方法论运用到了临床医疗当中，成为了2000年以来天空中最亮的星。

简单地说，五行就是类比法，阴阳就是对比法。对比鉴别就是通过对两个或几个性质不同而表现类似的证候进行对比分析，从而得出不同结论的方法。仲景大夫采用"表里对比法"，针对疾病"表里"定位相反的几个类似证候，进行分析比较。如伤寒病人，头痛发热，六七天没有大便，应该给予大承气汤治疗；如果病人小便清白，说明热未入里，头痛发热仍属表证，应该用桂枝汤发汗解表（《伤寒论》56条）。这段病案表明"头痛发热，不大便"的症状，有在表、在里两种可能，治疗也完全不同；张仲景通过辨别小便的特征，作为区别表证或里证的依据，病邪在表可用汗法，病邪在里则需要用下法（利小便，通大便）。

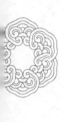

再举个"虚实对比法"的例子，仲景大夫通过对几个类似的证候进行分析比较，判断疾病或虚或实的方法，叫虚实对比法。例如："发汗后，反恶寒者，虚故也""发汗后，不恶寒，但热者，实也"，均是病后发汗，因病人体质不同，则又有虚实之分，治疗当然也不同；同样的还有"寒热对比法"。若大家有兴趣，可以自己去阅读王琦院士撰写的《伤寒论讲解》一书，这里就不赘述了。在临床当中，张仲景尤其重视对同类症状的反复辨析，《伤寒论》堪称是我国第一部症状鉴别诊断

叩开中医药学之门

学，其中将发热、微热、身热、无大热、不发热、烦热、恶热、有热状、翕翕发热以及潮热、往来寒热等描述得相当具体，提及发热的原文约计 100 条，约占全书的四分之一。通过阅读《伤寒论》这本书，我们会发现好的中医大夫绝不是一天练成的。

为什么说《伤寒杂病论》奠定了中医临床诊断治疗的基础呢？早在 2000 年前，张仲景在诊病过程中就通过把握疾病的关键特征，记录病史（疾病的全过程），密切注意发病原因、发病时间、初见证候和变见证候、治疗经过、治疗效果，以及多种症状的内部联系和区别，通过辨阴阳、定表里、分虚实、辨寒热，进一步判明病证的性质、部位、邪正盛衰以及疾病发生发展的规律，然后确立相应的治法。自始至终客观辨证，通过使用类比、对比和分析的方法，使理法方药一线贯穿。更加难能可贵的是，《伤寒论》不仅记载了成功的经验，还实事求是地记述了失败的教训，对外感病进行了较为全面的阐述。其理法方药广泛运用于内、外、妇、儿等各科疾病，其中大部分历经千余年的运用，证实确有良效，对我国医学的发展产生了深远影响。

张仲景虽然没有被当时的《后汉书》《三国志》等官修的史书所记载，但是却被历朝历代之后人尊称为"医圣"，这是为什么呢？这正是因为他谨遵"勤求博采，厚德济生"的原则治病救人，他所撰写的《伤寒杂病论》，对于疾病的诊治切中肯綮，所应用的方药疗效显著，经历了临床实践的检验，历千百年而不衰。诸如，小柴胡汤治疗发热、郁证、心悸怔忡等；茵陈蒿

汤治疗重症黄疸；四逆散治疗乳腺病。在中西医结合的研究过程中，有相当部分是从《伤寒杂病论》中汲取的经验，如大承气汤治疗单纯性肠梗阻，大柴胡汤治疗急性胆囊炎及急性胰腺炎，甘草泻心汤治疗胃和十二指肠溃疡及慢性胃炎，炙甘草汤治疗心律失常，真武汤、附子汤治疗慢性心力衰竭，十枣汤、大陷胸汤治疗肝硬化腹水，桃核承气汤治疗急性肾功能衰竭，小建中汤治疗胃炎及胃肠痉挛疼痛属虚者；白头翁汤治疗细菌性痢疾等，不胜枚举。特别是张仲景创制的活血化瘀的治法在防治冠心病、脑血管疾病中发挥了重要作用，这一点将在"中药为什么有效"章节中详述。

炼丹家暨医药化学家——葛洪

葛洪是晋朝著名的医药家和炼丹家。他博闻深洽，江左绝伦，精通儒道，究览典籍，并以实验方法，精核是非。葛洪不仅具有科学探索精神，而且具备文治武功之才，文能著书立说，析理入微，著述颇丰，数百卷之多；武能带兵打仗，平定东晋石冰叛乱；更为可贵的是他游德栖真，不论功赏，都超然于事外。葛洪言谈朴实，人称"抱朴之士"，他隐居在罗浮山，安贫乐道，一边养生炼丹，一边精研医术。

在他的作品中，对多种化学反应现象进行了细致的描述。如在丹砂的炼制过程中，他首次发现了汞与硫互相转化

（Hg+S——HgS）的可逆反应。即丹砂（硫化汞）火炼之后变为银白色的液态水银（汞），水银和硫黄继续高温炼制，又可以重新得到红色的丹砂，这一变化循环往复，并且由此现象推测服用丹砂可以"长生不老"，虽然葛洪对于这个现象的认识还只是停留在表象，并不了解现象背后的化学本质，但是他采用的细致的观察方法是科学研究的第一步。

葛洪还首次描述了置换反应的现象："以曾青（硫酸铜）涂铁，铁赤色如铜……外变而内不化也"（即 $CuSO_4+Fe$——$FeSO_4+Cu$）。在炼丹实践中，葛洪还发现了多种有医疗价值的化合物和矿物，如铜盐可以杀菌，密陀僧（氧化铅）是良好的防腐剂和杀菌剂，水银软膏可治疗疥癣恶疮等。葛洪编撰了《肘后备急方》，"肘后"即可以挂在臂肘，说明携带方便，与现代常说的急救手册颇为相似。因为救急而做，所以所选方药简单易得，价格低廉，尤其适用于穷困贫苦之人急病所用，可谓是最早的急救手册，其所收载的药物多取验、廉、便、简者，如青蒿汁治疗疟疾，为2000年后青蒿素的发现提供了极其宝贵的线索。

葛洪在炼丹过程中，涉及的矿物药有20余种，包括水银、硫黄、雄黄、雌黄、矾石、曾青、铅丹、丹砂、云母等，在采矿、冶炼等实践活动中积累了丰富的化学知识和化学实验经验，比西方的炼金术早五六百年，因此英国著名的中国科学技术史专家李约瑟博士提出"医药化学源于中国"，也称赞葛洪是"中国中世纪道家中最伟大的博物学家"。

山中宰相陶弘景与《本草经集注》

南北朝是中国所经历的一段最为动荡的历史时期，上自朝廷、下至民间常会出现臣弑君、子弑父、手足相残等现象。陶弘景一生经历了南朝宋、齐、梁三个朝代，他委婉地推脱了梁武帝给他的宰相职位邀请，隐居在江苏茅山，实地考察当地的草药资源，专心撰写《本草经集注》，被世人尊称为"山中宰相"。

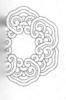

他那篇著名的《答谢中书书》，从远及近，从高到低，从山至水，从晓雾至夕阳，从走兽到飞鸟到沉鱼，寥寥数笔描绘出大自然的无限美景——"山川之美，古来共谈。高峰入云，清流见底。两岸石壁，五色交辉。青林翠竹，四时俱备。晓雾将歇，猿鸟乱鸣。夕日欲颓，沉鳞竞跃，实是欲界之仙都。"陶醉在如此秀美的大自然中，还能有什么烦恼呢？

通过与大自然的亲密接触，陶弘景首创了按药物的自然属性和治疗属性分类的新方法。首先，他把七百多种药分为草、木、米食、虫兽、玉石、果菜和有名未用七类；其次，他还创立了按药物的治疗作用进行分类，如"治风"的通用药物有防风、防己、秦艽（jiāo）等，"治黄疸"的通用药物有茵陈、栀子、紫草等；这种归纳方法为临床医生提供了极大的方便。这两种分类方法后来成了我国古代药物分类的标准方法，在以后的 1000 多年间一直被沿用。

叩开中医药学之门

中国的希波克拉底誓言——《大医精诚》

大家一定听说过"胆大心细"这个成语，它形容一个人办事果断，考虑周密。追本溯源，这个成语来自隋唐时期著名医药学家孙思邈的一句名言"胆欲大而心欲小，智欲圆而行欲方"，描写了作为医生，儒道兼修，临证诊断要详尽周到，遣方用药需果断恰当。孙思邈反对那些把医学看得很简单的错误观点，他说："世有愚者，读方三年，便谓天下无病可治；及治病三年，乃知天下无方可用。故学者必须博极医源，精勤不倦，不得道听途说，而言医道已了，深自误哉！"作为一名医学生，读了 3 年方书，便说天下没有不能治的病；等到临床治病 3 年以后，才知道自己的学识相差很多。孙思邈在唐代就告诫医学生要活到老、学到老，要精勤不倦地努力学习、掌握最新的医学研究进展，绝不能道听途说、妄自尊大。

孙思邈因其精湛的医术、高尚的医德，被后人尊称为"药王"。他撰写的《大医精诚》是论述医德的一篇典范，广为流传，影响至今，被誉为"中国的希波克拉底誓言"，是每一位医学生开学诵读的第一课——"凡大医治病，必当安神定志，无欲无求，先发大慈恻隐之心，誓愿普救含灵之苦。若有疾厄来求救者，不得问其贵贱贫富，长幼妍蚩，怨亲善友，华夷愚智，普同一等，皆如至亲之想……如此可为苍生大医，反此则是含灵巨贼，医人不得恃己所长专心经略财物，但作救苦之心"。

这用现代汉语翻译过来就是："一位好的医师治病，必须精神集中，没有贪求财物的杂念，对患病者要具有同情和爱护之心，发誓以普救病人的痛苦为志愿。若有疾危来求救者，不论是贫贱富贵还是亲友关系，都要一视同仁，像对待自己的父母兄弟那样。看到垂危病人，不可因想到自己的吉凶，而表现得瞻前顾后。要把病人的苦恼看作自己的苦恼。在自己被请出诊时，不避忌艰险、昼夜、寒暑、饥渴、疲劳，要一心一意去救治病人！"直至今天，孙思邈仍然是我们医务工作者学习的榜样。

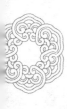

据《唐书·孙思邈列传》记载，隋文帝、唐太宗、唐高宗等都曾征召孙思邈并授以他高官厚禄，他都一一辞拒。孙思邈不慕名利，一心一意精研医学，他博览群书，走遍名山大川，采撷药物，吸取劳动人民的经验，在医学上做出了伟大的贡献。他于公元652年撰成《备急千金要方》30卷，后30年又撰成《千金翼方》30卷，以补《备急千金要方》之不足，集唐以前医方之大成，两部著作合称《千金方》，成为不朽的巨著。无论古今，孙思邈都可堪称"侠之大者，为国为民"的医生。

"千金方"的命名，体现了"人命至重，有贵千金。一方济之，德逾于此"，体现了他珍视生命，重视医德，治病救人，贵于千金的以人为本的人文精神。《千金方》中的内容十分丰富，包括本草、针灸、内、外、妇、儿、五官、骨科、养生等，被誉为中国医学史上第一部中医学百科全书。孙思邈也是著名的道家学者，隐居在太白山（今陕西秦岭一带），从事炼丹实验，其记录的硫黄伏火法，是我国早期的"火药"配方，即硫黄、

　　　　　　　　　　　叩开中医药学之门

硝石和木炭相混合，这对于火药的发明有着不可磨灭的贡献。

孙思邈游历江湖，行医于山区，而山区人民的生活比较贫穷，营养不良和营养缺乏病较为常见。在《千金方》中所记载的瘿瘤，其中就包括今天所说的甲状腺肿大，这是由于饮食长期缺碘所致，孙思邈虽然不可能探知确切的原因，但是他明确提出含碘较丰富的药物，如昆布、海藻可治疗瘿瘤，更发现了含碘更为丰富的鹿靥、羊靥（即鹿、羊的甲状腺）亦可用于治疗瘿瘤。他在长期的实践中，创造性地应用了富含维生素 A 的动物肝脏，如用羊肝、牛肝、猪肝等治疗夜盲症。

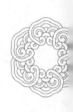

孙思邈的故乡是在盛产药材的秦岭地带，他的足迹遍及该地各大名山，加之当时医生都是自己采办药物，实地采集、观察和应用，使他积累了丰富的经验，对药物发展做出了很大的贡献，所以后世称他为"药王"。在《千金方》中，他列举出233 种药物，说明每一种药物的采集季节，有的还注明何时采花、茎、叶，何时采根、果，并且列举常用和常见药材 680 种，让人们随时采集，以备急需。他对道地药材很重视，列举 133州，合 519 种药材。这些创造性和总结性的记载都是来自于孙思邈日常医疗的点滴积累。

在《礼记》中有这样一句名言："独学而无友，则孤陋而寡闻。"孙思邈在医疗实践过程中，结识了很多朋友，如擅长针灸的太医令谢季卿，以医方、针灸著名的甄氏兄弟甄权和甄立言，长于医方、药物和养生的名士孟诜，熟识药性的韦慈藏，著名历史学家（丞相）魏征，知名之士宋令文、卢照邻等。他们经常往来，相互研讨学问，促进和丰富了孙思邈的知识领域和学术经验。孙思邈也是我们学习的榜样，要多和朋友们沟通，多概括总结，多提问题。

儒医苏东坡与沈括

在宋代"不为良相，便为良医"的社会氛围下，当时出现了很多儒医。宋朝士大夫多精通医理，尤其以苏轼与沈括博洽多闻。苏轼（1037—1101 年），字子瞻，号东坡居士，眉州眉山人，为我国北宋时期著名的文学家、艺术家、工诗词、书法、绘画，兼通医药。千年以来，苏轼的诗词如行云流水，清新自然；文章隽永，历久弥新。他虽然饱经忧患拂逆，但是始终保持着赤子之心和开阔豁达的胸襟。每当诵读他的诗词时，会为他"一蓑烟雨任平生""此心安处是吾乡"的豁达乐观所感动，也会为他"一肚子的不合时宜"的赤心为民所感动。苏东坡不仅是文学家，也是实干家，他曾开凿湖泊河道，治水筑堤。此外，他还是一位著名的医家，著有《苏学士方》。苏学士在海南对益智仁及其花的生长特点进行了描述，并指出其作为药，可以治疗小便不利，"而无益于智，智岂求于药乎？"当今社会奢谈补益补脑之药，有违苏学士之意。我们应该通过积极的体育锻炼、规律健康的饮食来提高学习和工作效率，切不可舍本逐末，求助于药物。

大家对沈括这位中国古代的科学家也一定早有耳闻。沈括（1031—1095 年），字存中，号梦溪丈人，杭州钱塘人，是我国北宋时期著名的科学家，其博学多才，通晓天文、方志、律例、兵法、音乐、卜算等，于医药亦有研究。沈括文武全才，既著书立说，又带兵打仗，同时还开展试验研究。他最早命名了"石油"，最早记载了地磁偏角以及指南针的制作方法，而且通过实验研究，他总结出了四种放置指南针的的方法：水浮法、碗沿旋定法、指甲旋定法和缕旋法，并通过分析比较与实践研究，指出缕悬法效果最好。沈括注重方药的实效，"世之为方者，称其疗效，尝喜过实，《千金》《肘后》之类，尤多溢言，使人不复敢信"。在当代，我们也应以沈括的求真务实精神为榜样，客观评价中医药的疗效，既不过度夸大，也不全盘否定。在《苏沈良方》一书中所载方剂，大多附有验案，故沈括在序中称"予所谓良方者，必目睹其验，始著于篇"。书中记载了以人尿炼制"秋石"之法，为世界上最早提取性激素的记录，比国外相关医学记载早 800 余年。

金元各家学说

12 世纪的医学是中医历史上的转折点。从金元医家之后，形成了独立思考、自成一家的医学局面。在当时的华北地区，发生了恐怖的传染病——"鼠疫"，这是当时医家所没有遇到过的一种"新病"。金元医家使用汉代张仲景《伤寒杂病论》中的经方，以及宋代《太平惠民和剂局方》等书中的方子，都没有取得疗效，死亡率超过历朝历代，这时的医学已经到了非变不可的境地。金元医家针砭时弊，提出了"古方不能尽治今病"的见解，形成了简练实用的用药风格，其临床治疗理论以及方剂沿用至今，自此中医药学有了各家学说，为中医学的理论发展注入了新的活力。

同此心、同此理，19世纪的科学家几乎都认为物理学界该解决的问题都已经解决了，物理学发展已经到了制高点。然而，伟大的科学家爱因斯坦在1895年，时年16岁时，提出一个问题："假如一个人以光速奔跑，他会看到怎样的世界？"这是他将物理学知识与现实生活相结合所提出的问题，而提出一个好的问题会引导人们找到解决的方案，直至搭建出全新的理论框架。回到中医药学，为什么在金元时期会出现第一次中医学理论实践的飞跃发展呢？

在北宋末年的时代背景下，因为地理环境、四季气候、当地人民生活的差异等方方面面，用药方法不同，各有其理，形成了各自地域的名医，这可以说是金元时期各家学说形成的先河，俗话讲"藏用担头三斗火，陈承箧里一盘冰"就描述了四川名医石藏用擅长以温热药治病，而杭州名医陈承喜欢用寒凉药治病。在女真族（金）和蒙古族（元）掌握中国政权的200多年间，南北长期分裂，连年战争，经济被破坏，人民生活流离失所，但是从另一个角度来看，当时东、西方文化交流更为

叩开中医药学之门

频繁，各民族不断融合。最重要的是，汉字——这一中华民族的文化载体，在金元时期没有中断。汉字所具有的表形、象形特征，使得不同地域、不同民族的人们，虽然发声千差万别，但是通过形象的汉字，实现了思想沟通交流无障碍。因而在这一时期出现了多位著名的医家，他们从《素问》《神农本草经》等早期医学理论著作中汲取精华，对唐宋医学理论和用药方法进行改进，使得中医药学在动荡中实现了浴火重生、凤凰涅槃。

刘完素（金国河间人），善用"凉药泻火"，临床以清热通利为主。刘完素从药物的外形、颜色、药性、味道、光泽度等五个方面概括了对药物的认识，即"形分真假，色分深浅，性分缓急，味分厚薄，体分枯润"，通过形、体辨认药物的优劣真伪，通过药物颜色（青赤黄白黑）、性（寒热温凉平）、味（酸甜苦辣咸）等方面指导用药，至今仍在运用。他运用表里双解法治疗疾病，创制了著名的"防风通圣散""六一散""凉膈散"，一直沿用至今。老话讲"有病没病，防风通圣"中的"防风通圣散"就是出自刘完素的《黄帝素问宣明论方》，在古代它作为春季"防疫"药服用，现代常用于对过敏性疾病的治疗，该方由18味中药组成，本方的作用机制吸引我们不断地深入探索。

张子和，名从正，自号戴人，金国睢州考城（今河南民权）人，是中国医学史上一位风格独特、超凡脱俗的杰出人物，他学识渊博、医术高超，为人又豪放豁达，不肯向权贵卑躬屈膝。他游历江湖，多为平民百姓治病。他主张"攻邪存正"，提出了著名的"攻邪论"，即治病则需药攻，养生当用食补。他擅用汗、吐、下三法，认为药不可久服，中病即止。张从正把疾病病因、发病规律、治疗法则、用药和制法联系起来，形成了自己独特的学术思想脉络系统，主张"古方不能尽治今病"，并且旗帜鲜明地反对汉唐以来滥用补药的风气。

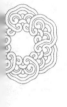

张元素（金国易水人）建立了脏腑辨证和药物归经的理论，对脏腑辨证用药按照温、凉、补、泻加以归纳，构建了用药规律。他创立的"脏腑标本寒热虚实"用药（表1），可以举一反三、应变不尽，为辨证用药起到了纲举目张的作用。它以阴阳、五味、五性综合分类方法，将当时的中药进行了归纳整理，按照人体脏腑经络对药效分类，又从寒、热、温、凉、平五性，酸、苦、甘、辛、咸五味进行了细化，并首创了引经报使药之学说。从现代药理学的角度来看，张元素可以说是最早按照人体脏腑系统对药效进行归纳总结的先知。

表1　肺经标本寒热虚实辨证用药

脏腑	肺									
证型	实证				虚证			热证	寒证	
治法	泻子	除湿	泻火	通滞	补母	润燥	敛肺	清本热	本寒	标寒
用药	泽泻葶苈子桑皮	半夏橘皮	石膏知母	枳壳杏仁桔梗	人参升麻	麦冬贝母	乌梅粟壳	黄芩知母	丁香款冬	麻黄紫苏

注：本表引自《中国医学史》。

李杲的学术思想的核心是"内伤脾胃，百病由生"。脾胃具有消化水谷，吸收精微，为身体提供元气的功能。造成脾胃内伤的原因可概括为"饮食不节、劳役过度、精神刺激"三条，治疗用药处处注意养护胃气。李杲创制了著名的"补中益气汤"，一直沿用至今。如何才能保护好自己的脾胃呢？那就是践行中医学提倡的饮食有节，食不过饱，吃饭吃八成饱；当然还要记得不要挑食，保证营养均衡。

朱丹溪的学术思想的核心是"阳常有余，阴常不足"。特别针对宋代好用香料（如龙脑、麝香、苏合香等）、金石（砒、金、银、锡、汞、硫等丹方）、温阳（肉桂、附子）等辛温刚燥的药方，导致病人出现耗气伤阴的症状，朱丹溪在临床上善用滋阴降火之剂，创制了著名的大补阴丸、越鞠丸、二妙散、左金丸等。

金元医家从实践中对医学理论进行了新的探索，创立了各具特色的理论学说，采用《内经》的阴阳五行理论，对药物理论进行探讨发挥，提出了中药四性（寒热温凉）、中药性味归经以及升降浮沉等学说，一直沿用至今。在临床实践中，金元医家根据人体脏腑系统对药效进行归纳，并创药理学研究之先河。为什么金元医家对中医药理论实践有别于前人，各家学术思想不同？这与当时的社会环境以及疾病特点密切相关。"医当视时之盛衰为损益"，刘完素、张子和时期，金国强盛，民悍气刚，所以多使用宣泄的方法；随着金国衰败，社会混乱不安，百姓常饥肠辘辘，民劳志困，张洁古、李杲等医家多使用补益的方法；到了南宋，医家多使用益气固元的疗法。

可能是因为蒙古铁骑并未踏上日本岛，鼠疫也并未在日本岛屿肆虐，因此，日本一直对唐宋时期流传过去的《伤寒杂病论》推崇备至，并沿用至今，仲景的经方在日本按照古书记载使用至今。与日本尊崇《伤寒杂病论》经方风气不同的是，金元时期所提出的"古方不能尽治今病"的论断，指导着中国本土医生潜方用药，根据病人疾病的具体情况，根据自然环境的差异，对经方进行加减化裁，辨证论治。

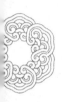

李时珍与《本草纲目》

李时珍是明代著名的医药学家、博物学家，撰写了堪称医药大百科全书的《本草纲目》。李时珍以宋代本草为基础，参考医药书 276 种，经史百家 446 部，并通过实地考察，增药 374 种，共收载药材 1892 种，增方剂 8161 条，附方 11096 条，约 200 万字。

通过阅读《本草纲目》，我们要学习李时珍勇于实践的科学探索精神：他记录了亲自尝试曼陀罗花酒的情景"相传此花，笑采酿酒，令人笑；舞采酿酒，令人舞。予尝试之，饮酒半酣，更令一人或笑或舞引之，乃验也"。李时珍亲身实践，验证了曼陀罗花酒有致幻的效应，饮用曼陀罗花酒可使人进入恍惚状态，随外界环境的歌舞活动而不自觉地活动。关于曼陀罗花的麻醉作用，他还介绍说："八月采此花，七月采火麻子花，阴干等分为末，热酒调服三钱，少顷昏昏如醉，割疮灸火，宜先服此，则不觉苦也。"这也说明了当时外科手术的麻醉，其先进程度远超欧洲。

李时珍义采飞扬，读他描述竹子的语句，寥寥数笔，一杆细竹便跃然纸上。"竹惟江河之南甚多，故曰九河鲜有，五岭实繁。大抵皆土中苞笋，各以时而出，旬日落箨（音：tuò，意：竹笋上一片一片的皮）而成竹也。茎有节，节有枝；枝有节，节有叶。叶必三之，枝必两之。根下之枝，一为雄，一为雌，雌者生笋。"他通过实地考察，对竹的性状和不同种类进行了详细的论述："六十年一花，花结实，其竹则枯……而有突心竹出滇广，其外皆圆；而有方竹出川蜀，其节或暴或无，或促或疏。暴节竹出蜀中，高节磥砢，即筇竹也。无节竹出溱（zhēn，古水名，今河南省）州，通心直上，即通竹也。篁竹一尺数节，出荆南。笛竹一节尺余，出吴楚。圆当竹一节近丈，出南广，其干或长或短，或巨或细。交广由吾竹长三四丈，其肉薄，可作屋柱。富竹大至数围，其肉厚，可为梁栋。永昌汉竹可为桶斛，寻竹可为舟船。严州越王竹高止尺余。辰州龙孙竹细仅如针，高不盈尺。其叶或细或大。凤尾竹叶细三分；龙公竹叶若芭蕉；百叶竹一枝百叶……其色有青有黄，有白有赤，有乌有紫。有斑斑者驳文点染，紫者黯色黝然，赤者厚而直，白者薄而曲，黄者如金，青者如玉。"竹种类繁多，李时珍对竹的生动描述，仿佛带着我们进入了竹之博物馆。竹的多个部位皆可入药，如竹叶、竹茹、鲜竹沥、天竺黄；而竹笋、竹荪又是餐桌

上的美味。

李时珍对药物分类进行了大胆创新，他把全书的 1892 种药分为 16 个部，其名称和顺序是：水部、火部、土部、金石部、草部、谷部、菜部、果部、木部、服器部、虫部、鳞部、介部、禽部、兽部、人部。这种分类法的指导思想是"物以类从，目随纲举"，采用了"从微至巨""从贱至贵"的原则，体现了从无机物到有机物、从植物到动物的进化思想。

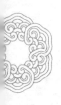

从《红楼梦》谈痘疹、温热病的防治

《红楼梦》中以神来之笔为我们描述了 16 世纪中医对传染病、热病的防治。天花是一种传染性极强的急性发疹性疾病，在当时被称为"痘疹"。巧姐的出痘过程可谓是有惊无险。诊脉的大夫同凤姐说："替夫人奶奶们道喜，姐儿发热是见喜了，并非别病""病虽险，却顺，倒还不妨。预备桑虫猪尾要紧"。凤姐听了，登时忙将起来：一面打扫房屋供奉痘疹娘娘……外面又打扫净室，款留两个大夫，轮流斟酌诊脉下药……十二日后，巧姐毒尽斑回。在当时，以小儿出痘疹为险证，忌讳直说，又因痘疹发出后可望平安，所以称为"见喜"。"预备桑虫猪尾"也是讨口彩"蚕如豆，破可出；猪短尾，不久长"。

中医根据患儿痘疹的不同症状，认为"幼儿出痘，有顺、险、逆三候。顺证不药而愈，险证非药不愈，逆证虽药无济"，

叩开中医药学之门

并采用种痘法来预防天花。《医宗金鉴》对儿童种痘的方法进行了详细描述并加以推广。人痘接种共有四种方法：一为痘衣法，穿着痘疹患儿的内衣以预防；二为痘浆法，将痘粒浆液以棉花球蘸取塞于他儿之鼻孔；三为旱苗法，取痘痂研细以银管吹入他儿之鼻孔；四为水苗法，取痘痂润湿后以棉花蘸取塞于他儿之鼻孔。后来又将痘苗分为时苗和熟苗。时苗取之应时感染的天花，熟苗则经过传储和减毒，更加安全。

18世纪，因欧洲天花盛行，俄国沙皇派人前来学习我国的人痘接种法。该方法又由俄国传至土耳其，而当时英国驻土耳其公使夫人将人痘接种法带到了英国。人痘接种术早于牛痘接种，是免疫思想的启蒙。但近距离接触痘粒浆液导致医生感染风险较高，旱痘苗和熟苗的保存难度大，种痘的量不易控制，从鼻腔种痘途径使接种者感染天花风险较高，凡此种种，限制了人痘术的推广，即使像巧姐这样的王公贵族家的孩子也并未能够预先种痘。

在《红楼梦》第五十一回描述了晴雯因外感风寒发热，大夫诊脉后开了"麻黄、枳实、紫苏、桔梗、防风、荆芥"等药，然而麻黄和枳实被宝玉认定为"虎狼之药"，为女孩子体质所不能承受。后请来王太医，将麻黄、枳实药材换为当归、白芍、陈皮，药量也酌减。且不说王太医改药是否对证，但是从这件事我们可以看出曹雪芹对于应用麻黄的谨慎。明清之季，中国爆发了数十次瘟疫，当时的医生感到固守伤寒六经辨证用方，特别是如果使用麻黄等温热药物不当，会加重病情。当时的医家对于疾病的传变及发病规律进行了新的归纳总结，提出了温热病从口鼻传至肺再至血的发生发展过程，"温病由口鼻而入，鼻气通于肺，口气通于胃……"在治疗上，多用轻清的"薄剂"，如连翘、桑叶、银花等，偶然使用麻黄，也仅止于三分（1g）。

西学东渐与中西医融合发展

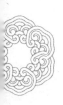

我国的明、清朝代正是西方文艺复兴时期，也是现代科学迅速发展的时期。在哈维、笛卡尔、列文虎克、牛顿等科学家人才辈出的时代，随着血液循环理论的提出，显微镜和体温计等医疗器械的发明，奎宁等化学药物的出现，使得西方医学逐渐远离了传统医学的哲学思辨框架，走上了与数学、物理学和化学共同发展的路径。从某种角度上说，西方传教士用医学敲开了中国的大门，从此开始了中西医百年以来的辩争，直至融合发展。

民国时期刊行的《医学衷中参西录》，是津门著名中医张锡纯通过临床实践和理论探讨，力求在中西医概念、理论、生理、病理、药理和临床医学等方面谋求汇通中西医的探索。张锡纯也成为早期著名的中西医汇通医家，他提出了"论中医之理多包括西医之理，沟通中西原非难事"的见解。

在1958年毛泽东主席提出了中西医结合的发展策略后，逐渐形成了中西医结合治疗急腹症、中西医结合治疗骨折、针拨套出术治疗白内障、活血化瘀治疗心血管疾病及关于中医"肾"本质的中西医结合基础理论研究等系统研究领域，涌现出了吴咸中、尚天裕、唐由之、陈可冀和沈白尹等众多中西医结合大家。1972 年美国总统尼克松访华，参观考察了针刺麻醉手术，从而引起世界性"针灸热"和"中医热"。从当归龙荟丸中筛选出青黛又精制得到靛玉红，中国科学家成功地从中药复方中研发出治疗粒细胞白血病的新药；从中药青蒿中成功研制出抗疟新药——青蒿素的科学家团队获得了 2015 年诺贝尔医学奖；治疗冠心病心绞痛药的中药复方新药显著降低了硝酸甘油的服用量。上述种种显示了中西医结合的优势，促进了中西医融合发展。

同根同源

——古代哲学与中医

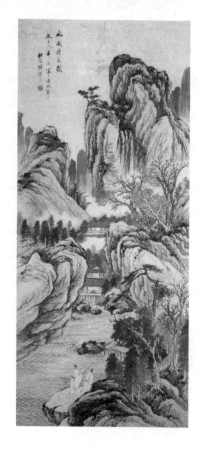

经常有朋友问我，都已经是21世纪了，为什么还要讲阴阳五行，这些不是封建迷信吗？

　　阴阳五行当然不是封建迷信，而是古人认识世界的基本的方法论，简单地说，阴阳是二分类法，五行是五分类法，阴阳也是对比法，五行也是类比法，通过分类对比认识纷繁复杂的物质世界。当然，在二十一世纪，我们认识世界的工具越来越多，可以实现无限细分，但是大道至简，殊途同归。

让我们把日历翻回到 2000 年前，假如你是医者，在救治病人的过程中需要总结治疗经验，进而逐步形成了中医特有的思维模式，而这种思维方式离不开当时的经济社会文化生活，更是深深烙上了古代自然哲学的烙印。虽然 2000 年以来，在中国这片土地上不断地上演着朝代更迭，盛衰转化，但是中华文化的载体——汉字，就是流淌在中华民族身躯中的血脉，2000 年来从未中断。中医理论和中国古代哲学一脉相承，中医的诊疗思维与日常生活的"中庸思想"高度一致，中庸是儒家修身养性的最高境界——"喜怒哀乐之未发谓之中；发而皆中节谓之和……致中和，天地位焉，万物育焉"；而中医治病的核心也是帮助机体恢复平衡，阴平阳秘，达到心平气和的境界。中医的阴阳平衡理论，不仅指导临床医生遣方用药，而且指导我们在日常生活中形成一个积极乐观豁达的生活态度，所谓"飘风不终朝，骤雨不终日"，这种阴阳对立统一、相互转化的思维模式可能就是中华民族坚韧不拔、历久弥坚的精神内涵。

中医常说的"取类比象"，就是我们现在常用的类比法，类比法就是将两个特殊的事物进行比较，根据两者之间的共同点，推论和证明它们在另外一些特性和规律上的相似性。万物以五行的特性来分析、归类和演绎，就把自然界千变万化的事物归结为木、火、土、金、水的五行系统，如五音"宫商角徵羽"、五色"青赤黄白黑"，等等；对人体来说，也将人体的各种组织和功能，归结为以五脏为中心的五个生理、病理系统，如五官"眼耳鼻舌口"，五情"怒喜思悲恐"，等等。

叩开中医药学之门

我们在学习过程中，也会常常应用类比的方法进行记忆；对汗牛充栋的知识进行归纳整理。生活中的各种矛盾在"冲突"面前，在"相生、相克"的内在动力作用下，最终会达到和谐的境界，这也是五行思维模式的应用。我们在日常的学习、工作生活中，会得到父母亲友的爱护支持，有时也会遭到其他人的阻力和压制，这是我们在成长过程中必须遇到的，运用五行的思维，我们就会以平常心对待各种外界困难。古语有言："地之秽者多生物，水之清者常无鱼。故君子常存含垢纳污之量，不可持好洁独行之操。"也就是说天地万物各有其相生相克，为人处世能有雅量容人，允许别人有缺点，不可自视清高而过于苛责别人，这也是五行思维在生活中的应用。类比论证是生活中许多惯常决策的基础，并且，很多时候，类比论证的前提和结论的关系也是非常密切的，值得我们对之抱有信心。因为我们日常生活中遇到更多的问题是"可能"，而不是"必然"。

　　下面就具体说说中医药的基本概念以及中国古代哲学思想在医药领域的映射。

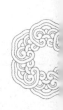

阴阳

　　阴阳，是中国古代哲学的一对范畴，任何现象都可以分为正反两个方面。所谓"一阴一阳之谓道"，其最初涵义是很朴素的，指日光的向背，如向日为阳，背日为阴；山南曰阳，山北曰阴；水北曰阳，水南曰阴。逐渐引申为方位的天与地，上与下，前与后，表与里；气候的温暖和寒冷，光明和黑暗；性质的火与水，刚与柔，雌与雄；运动的动与静，快与慢，升与降，等等。

从空间来分阴阳，包括天地、日月、上下、内外、前后、表里等；从时间来分阴阳，包括昼夜、春秋、夏冬等；从物质来分阴阳，包括火水、男女、五脏和六腑、气血、奇偶等；从物质的性质来分阴阳，包括刚柔、动静、升降、浮沉、热寒、温凉、燥湿、清浊、大小、长短等。宇宙间的任何事物都可以概括为阴阳两类，任何事物内部又可以分为阴阳两个方面，这种相互对立又相互依存的现象，在自然界是无穷无尽的；而阴阳消长平衡、相互转化的特征，又可以帮助我们客观地认识世界的发展规律，如物极必反、否极泰来等，帮助我们认识自我的成长规律，如失败与成功的相互转化，也帮助我们树立人类社会与大自然的平衡发展观。

从古至今不断引申，几乎可以把所有自然现象都分成阴、阳两大类，大到太阳和月亮，小到电子和质子；从人体的气与血、脏与腑、兴奋与抑制到疾病的寒与热、虚与实。人体健康就是阴阳平衡，阴阳调和；疾病则是"阴胜则阳病，阳胜则阴病"。对疾病的治疗则是使人体的阴阳恢复平衡。

五行

　　五行是指木、火、土、金、水五种物质的运动。最早记载于《尚书·洪范》，五行各有不同的性质："水曰润下，火曰炎上，木曰曲直，金曰从革，土爰稼穑。"古人以五行之间的生、克关系来阐释事物之间的相互联系，认为任何事物都不是孤立的、静止的，而是在不断相生、相克的运动之中维持着协调平衡。

　　五行学说其核心就是以五分类法来解释自然现象，如五季"春夏长夏秋冬"，五方"东南中西北"，五色"青赤黄白黑"，五味"酸苦甘辛咸"，五音"宫商角徵羽"，五化"生长化收藏"，五气"风暑湿燥寒"……以五分类法来解释人体，如五脏"肝心脾肺肾"，五官"目舌口鼻耳"，五志"怒喜思悲恐"，五声"呼笑歌苦呻"……并以五行学说来解释其间相互生化制克的关系。

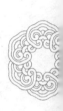

　　在同时代的古希腊，亚里士多德提出了著名的四元素理论，即"水、气、火、土"，包括了两组对立"干与湿、热与冷"之间的本质。恩培多克勒在四元素理论基础上提出了"爱"与"冲突"的两个动力原则，与四元素一起构成了六元素，"冲突"和"爱"结合四元素推动物质世界的循环；他还提出了健康就是对立因素之间的适当平衡；如果其中一个因素占了上风，就会出现疾病。

　　在人类发展的相同时期，不论是东方哲学提出的"五行学说"，还是西方哲学提出的"四元素学说"，都是对自然的一种客观认识，即世界是物质的。同时，我们也要认识到，五行理论是古人基于类比的归纳方法用于疾病的分类与治疗，如果观察的角度不同，得出的结论可能就是不同的。这或许也可以解释为什么在"阴阳五行辨证体系下"，对于同一个病人，不同的中医大夫遣方用药是不同的，这可能是由于大夫的观察角度和关注点不同，因此对疾病的认识也不尽相同。

阴阳五行，是阴阳学说与五行学说的统一，是古人认识自然和解释自然的世界观和方法论，在两千年前属于非常先进的知识。

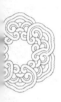

气血

气，是古代哲学家对于自然界现象的一种朴素认识，认为气是构成世界的最基本物质；宇宙间的一切事物，都是由气的运动变化而产生的。《庄子·知北游》曰："通天下一气耳。"同时期的古希腊哲学家阿那克西美尼（约前570—前526年）也提出"气"构成了灵魂，赋予了我们生命，是世界得以延续的动因。

中医学引入气的概念，认为气是构成人体的基本物质，"气聚则形成，气散则形亡"。气也是维持人体生命活动的最基本物质。人的生命活动，需要从"天地之气"中摄取营养成分，以养"五脏之气"，从而维持机体的正常功能，因而中医学中以气的运动变化来阐释人体的生命活动。

如果我们读了文天祥的正气歌，就会对各种"自然之气"以及"人身之气"深有同感，所谓"天地有正气，杂然赋流形。下则为河岳，上则为日星。于人曰浩然，沛乎塞苍冥"。人之一身，不外阴阳；而阴阳之于人体则表现为"气血"。气，属于阳而主动；血，属于阴而主静。血，即血液，是运行于脉中而循环流注全身的红色液体，血液内含有丰富的营养物质，血布达周身，发挥营养和滋润的作用。气是推动血液流动的动力，气血的关系可以用一句话概况，那就是"气为血帅，血为气母"，也就是说气可以推动血液流动；血是气的载体，并给予气以充分的营养。人体之气，来自于脾胃对食物的消化吸收，所以说"谷不入半日则气衰，一日则气少矣"，也就是老百姓常说的"人是铁饭是钢，一顿不吃饿得慌"。

英国医学家哈维在17世纪发现了明确的血液循环路径；血液循环的动力来自于心脏的收缩和舒张。早在《黄帝内经》中即指出，经脉流行不止，环周不休，记载为血之"精者为营，浊者为卫，营在脉中，卫在脉外，营周不休，五十而复大会，阴阳相贯，如环无端"。当然，我们不能因此说《黄帝内经》比哈维更先进；我们只是想表达在认识人体的历史过程中，东、西方的科学家会通过观察得出相似的结论，而随着观察手段的进步，研究结论的精确度和可应用性也会不断地发展进步。

气虚最明显的表现是"没有力气"，人参是最著名的大补元气的药材，李时珍在《本草纲目》中记载了测试人参真伪的方法：使二人同走，一人口中含人参，一人空口，同时走五里路，口中不含人参者必大喘，含人参者气息自如，则人参是真品。血虚最明显的表现是"面色苍白无华"，如果长期营养不良，或者脾胃消化功能失调，均可导致血液生成不足，进而导致血虚。血虚又可以导致失眠、多梦、健忘等临床症状。我们可以通过规律的作息、健康的饮食、适当的运动帮助脾胃消化，促进血液循环，维持气血平衡，预防疾病的发生。

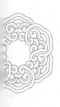

藏象

为什么中医讲"肝开窍于目？"我们需要先了解一下中医中藏象的概念。

藏（zàng），是指藏（cáng）于体内的内脏；象，是指表现于外的生理、病理现象。五脏，是心、肝、脾、肺、肾的合称；六腑，指胆、胃、大肠、小肠、膀胱和三焦。藏象学说的形成，主要来自于三个方面：一是古代的解剖知识。二是长期以来对人体生理、病理现象的观察与总结。如观察到皮肤受凉而感冒，出现鼻塞、流涕、咳嗽等症状，便逐步总结出皮毛、鼻和肺之间的关系：肺主皮毛和肺开窍于鼻。三是反复的医疗实践，从病症表现和治疗效应来分析和反证机体的某些生理功能。如从肝着手治疗眼疾可使其痊愈，由此逐渐提出了"肝开窍于目"

的理论。又如对于某些发热的治疗，使发热者大便通畅之后，便热退身安，于是又逐渐提出了"肺与大肠相表里"的理论。

藏象学说主要是基于"有诸内，必形诸外"的观察研究方法，以古代解剖知识为基础，古人对外在疾病与内脏之间关系的观察分析往往不同于现代人体解剖学的认识，从而形成了中医独特的生理和病理理论体系。因此，藏象学说中的心、肝、脾、肺、肾等脏腑名称，虽然与现代人体解剖学的脏器名称相同，但是与现代解剖学的生理病理意义不完全相同。换句话说，中医藏象学说以"宏观认识与功能"为特点，而现代解剖学侧重于"微观结构与功能"，二者属于不同的分类范畴。

经络

经络是中医学中特有的概念，是人体运行气与血的通道，是经脉和络脉的总称。"经"有路径的含义，是经络系统的主干，多直行而分布深。"络"有网络的意思，是经脉别出的细小分支，多横行而分布浅。经络内属脏腑，外络肢节，沟通于脏腑与体表之间，将人体各部联系成一个有机的整体，从而保持人体功能活动的整体协调与平衡。现代研究揭示了穴位的形态学位置：以结缔组织为基础，连带其中的血管、神经丛和淋巴管等交织而成的复杂体系之中，形成具有综合复杂生理功能的某种生理结构。在与穴位相对的深层结缔组织结构中，富集钙、磷、钾、铁、锌、锰、铬等元素，尤其钙元素（重要的信使物质、参与各种生理活动）的含量是骨骼外其他组织的十倍甚至百倍。2010年11月16日，中医针灸被联合国教科文组织列入"人类非物质文化遗产代表作名录"。在经络系统中，就其分布特点和功能作用的不同可以分为经脉和络脉两部分，经脉中又以十二经脉为主体，还包括奇经八脉、十二经别、十二经筋和十二皮部。络脉中包括十五条大络，以及难以数计的浮络和孙络。

大家可以记住下面这几个常用的穴位，在某些情况下，按压这些穴位会起到意想不到的效果。内关穴在前臂掌侧，腕横纹上两寸处，如果出门坐车晕车头痛就可以按压内关穴。足三里穴在小腿前外侧的上部，屈膝时外膝眼的下三寸处，在肚子胀痛、恶心呕吐的情况下按压足三里穴可以缓急止痛。风池穴在项部枕骨之下，两条大筋外缘陷窝中，相当于耳垂平齐处，头痛时按压风池穴可以帮助缓解疼痛。

三焦

三焦这个概念，最早出自《黄帝内经》，三焦是上焦、中焦和下焦的合称，既包括解剖位置的分类，也包含了辨证治疗的思想。上焦包括心、肺和头面部；中焦包括肝、胆、脾、胃；下焦包括小肠、大肠、肾和膀胱。《黄帝内经》中对三焦生理作用的概括非常精辟，形象地指出"上焦如雾"，指肺（对气体及营养）的输布作用；"中焦如沤"，指脾胃的消化运转作用；"下焦如渎"，指肾与膀胱的排尿作用。

　　明清时期疫病流行，江苏名医吴鞠通重新审视了疾病的发生与发展过程，创制了三焦辨证理论，以此来概括温病证候的轻重、病情的深浅以及所病的部位，然后对证施治。吴氏提出"温病由口鼻而入，鼻气通于肺，口气通于胃，肺病逆传则为心包，上焦病不治，则传中焦，胃与脾也；中焦病不治，则传下焦，肝与肾也"。温邪自上焦，而中焦，至下焦，病位越来越深；病情越来越重。当然这只是疾病的一般演变情况，并非固定不变，如何鉴别疾病的传变，还应当根据临床所见证候为依据。

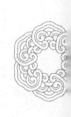

　　疫病往往具有发热症状，治疗上常采取清热解毒、芳香化湿等法，《温病条辨》中提出"治上焦如羽，非轻不举""治中焦如衡，非平不安""治下焦如权，非重不沉"，这也是治疗温病的三大原则。对于温病初期，症见发热无汗或少汗，有明显恶寒者，采用银翘散、桑菊饮、桑杏汤等方气轻味薄，又多为花壳叶之类，归经亦大多入肺，无克伐正气之弊，有清透肺热之功，可谓轻剂之代表方。中焦包括了脾胃的运化功能，是气血生化之源，治疗常以辛温开郁、苦温燥湿为主，以加减藿香正气散为代表方。下焦证候，多为温病末期阶段的证候，肝肾阴伤，古语云"留得一分津液，便有一分生机"，治疗多用滋阴养血重镇的药物，以加减复脉汤等方为代表。

本草药性

——中医理论指导的中药应用

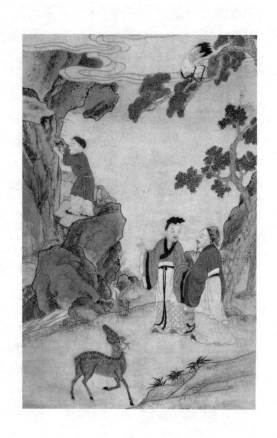

中药的应用源于中医理论，以阴阳五行方法对药物的性质和作用进行归类，目的就是治病。就像现代药学从化学成分、治疗靶点、适应证等方面进行归类，中药的阴阳五行归类，给我们提供了临床应用经验以及开展现代科学研究的宝贵线索。

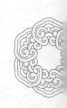

四气

寒、热、温、凉四种药性，古代医家也称四气，是中药基本的用药规律，是对疾病治疗的朴素认识："疗寒以热药，疗热以寒药。"中药药性来自于古代医生的临床经验，依据阴阳理论，对药物及其效应进行概括。温、热同属于阳，二者又有程度上的差异，温次于热。寒、凉同属于阴，而凉的程度次于寒。药物的寒、热、温、凉，是与所治疗疾病的寒热症状相对而言的。能够减轻或者消除热证的药物，表明这种药物具有寒性，如黄芩、板蓝根可以治疗发热口渴、咽喉痛等热证，表明这两种药物具有寒性。反之，能够减轻或消除寒证的药物，一般具有温、热性质，如附子、干姜对于腹中冷痛、四肢寒冷等寒证有温中散寒的作用，表明这两种药物具有热性。

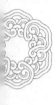

五味

五味就是辛、甘、酸、苦、咸五种味道。五味也是"五行"思想在中药分类中的应用。药味的确定，通过口尝得到，从而发现各种药物具有不同滋味，把药物味道与药物治疗作用之间进行相互关联，用五味来反映药物的性能和功效。综合历代经验，药物五味与功效的关联如下。

辛味药，有发散、行气、行血的作用，如治疗外感表证的麻黄、薄荷；治疗气血阻滞的木香、红花等。

甘味药，有补益、止痛、润燥的作用，如党参、熟地、甘草、饴糖等。

酸味药，有收敛、固涩的作用，用于治疗出虚汗、泄泻等症，如山茱萸、五味子可敛汗，五倍子可止泻等。

苦味药，有通泄、清热、燥湿的作用，如大黄苦寒用于治疗热结便秘、莲子心用于清心火、苍术和黄连均可燥湿等。

咸味药，有软坚散结的作用，如海藻、昆布用于治疗瘰疬（甲状腺肿）。

升降浮沉

"升降浮沉"理论也来自古代哲学思想；"升降出入，无器不有"概括描述了物质世界的运动和变化趋势。在中医学中，以"气的升降出入"论述人体的生命过程以及脏腑气机的生理特点和病理现象，并提出了"非出入，则无以生长壮老已；非升降，则无以生长化收藏"的观点，即"升降出入是任何事物都具有的内在规律，是生命活动的体现"。药物的升降浮沉，是与病势趋向相对而言的，也是对药物治疗效应的认识。

升降浮沉特指药物作用的趋向，即药物所具有的上升、下降、发散、泄利的作用趋向。药物作用的升降浮沉趋向与药物的性味、质地有关。味辛甘、性温热的药物，大多升浮；味苦酸咸、性寒凉的药物，大多沉降；花叶及质轻的药物，大多升浮；种子及矿物等质重的药物，大多沉降。这是就多数药物而言，但也有些药物例外，如"诸花皆升，旋覆独降；诸子皆降，苍耳独升"。药物的升降浮沉可以通过炮制来转化。例如酒炒则升，姜汁炒则散，醋炒则收，盐水炒则降。

中药炮制

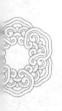

中药炮制的主要目的，是对毒性药材进行加工处理，在发挥药效的同时，避免不良反应；炮制的目的还包括整洁修拣（洁净药材，除去非药用部分），除去偏性，适于配方、粉碎、制剂及储存。比如我国有文字记载的第一个药物就是乌头。乌头有毒，误食过量，会导致死亡，但是乌头又能治病，《尚书》中记载了当时采用乌头治病的经验："若药不瞑眩，厥疾弗瘳。"翻译过来就是："假如吃了药而不使人昏迷，就不易治好病。"其实，这就是食用乌头生物碱后轻度中毒的现象，暂时起到麻醉性的止痛作用。因此乌头入药，必须经过炮制，源于四川江油地区，目前通行的附子炮制过程包括洗净、卤水浸泡、煮、剥皮、切片、漂、蒸、晒等，这样既能够降低附子的毒性成分含量，又避免了有效成分的流失。

中药配伍

　　方剂是指用多种药物配制的处方。方剂是在单味药物治疗的基础上进行配伍，组成有一定规律的处方。中药配伍的特点是：增强药物的效能，减少药物的毒性，减少或避免不良反应。一般来说，方剂的组成分为君、臣、佐、使四项。一般处方用药均按这四项配伍。君药是一方的主药，针对疾病的主因、主症能起主要作用的药物，如麻黄汤中的麻黄就是发汗解热，治疗主要的、紧迫的症状。臣药是指协助和加强君药效能的药物，如麻黄汤中的桂枝就是帮助麻黄发汗解表的。佐药是作用接近于臣药的一种配伍药，用于解除某些次要症状。例如麻黄汤用杏仁为佐，其作用就是针对咳嗽、气喘的次要症状，发挥宣肺止咳效应；另一方面，如果君药有毒性，也可利用佐药来调和。使药是臣药的一种辅助药，一般可以理解为引经药或者矫味药，俗称药引子。

辨证求因

——内外失衡与疾病

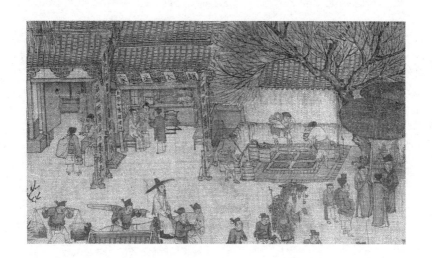

中医学认为，人体各个脏腑之间以及人体与外界环境之间密切联系，并维持着动态平衡，以保持人体正常的生理活动。《黄帝内经》指出："内外调和，邪不能害。"当这种动态生理平衡因某种原因遭到破坏，而不能自行调节恢复正常时，人体就会发生疾病。我们生活在大自然里，既离不开环境，又受到环境的影响。那么环境中的哪些因素会导致我们生病呢？我们的身体又是如何对抗这些影响因素的呢？人是社会的人，受到各种社会关系的影响，我们在处理各种社会关系时，难免会产生多种情绪，我们的身体对这些情绪是怎样反应的呢？让我们看一看古人的解释，想一想对我们有什么启示作用。

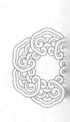

外感六淫

六淫，即风、寒、暑、湿、燥、火六种外感病邪的统称。在正常情况下，这六种自然界不同的气候变化被称为"六气"，正常的气候变化是自然万物生长的条件，对人体是无害的。但是当气候变化异常，如有时候气候变化就像过山车一般骤冷骤热，或夏季过于炎热，或冬季该冷的时候不冷，或秋天应凉时反热，在人体免疫力下降的情况下，这些异常的气候，就成为了致病因素，称为六淫。淫有太过和侵淫的意思，六淫属于外感病的致病因素。六淫侵袭人体，从皮肤及口鼻而入，发病之初多见表证。古人对这六种外感病的致病特点也进行了归纳：如风善行而数变；寒为阴邪易伤阳气，寒性凝滞主痛；暑多夹湿；湿为阴邪，湿性黏滞而易阻碍气机；燥易伤肺；火为阳邪，易致肿疡。针对不同的病因，而采用不同的治疗手段。

我们知道《伤寒论》成书于东汉时期，距今已近两千年。据《后汉书·郡国志》记载：东汉桓帝永寿二年（公元156年），全国人口5649万人，仅为现在四川省总人口的一半，可以想象，当时人口密度低，植被茂密，野生动物众多，气候寒冷异于今日。我国著名的气象学家、中国物候学创始人竺可桢在《中国近五千年来气候变迁的初步研究》一文中有一段对东汉时期气候的描述："东汉时代即公元之初，我国天气有趋于寒冷的趋势，有几次冬天严寒，晚春的洛阳还降霜降雪，冻死不少穷苦人民。直到三国时代曹操（公元155—220年）在铜雀台种橘，只开花不结果，气候比前述汉武帝时代寒冷。曹操儿子曹丕，在公元225年到淮河广陵（今之淮阴）视察十多万士兵演习，由于严寒，淮河冻结，演习不得不停止。"可以想象在张仲景那个年代，气候是相当寒冷的，而老百姓避寒的衣物也不足，由此推断当时外感疾病以感寒居多。再从《伤寒论》的具体内容来看，也完全证实了这一点。《伤寒论》所论病因以寒邪为主，其病理则以损伤阳气为首，在治法上，扶助阳气被认为是最基本的原则。

疫疠

疫疠是外来的致病因素之一，它不同于六淫，是一类具有强烈传染性的致病邪气。《说文解字》释为"疫，民皆病也""疠，恶疾也"。疫疠致病，具有发病急骤、病情较重、症状类似、传染性强和易于流行的特点。《诸病源候论》（隋朝）指出："人感乖戾之气而生病，则病气相传易，乃至灭门。"明末清初医家吴鞠通旗帜鲜明地提出了"戾气"学说，指出戾气是不同于六淫的致病因素。虽然当时没有显微镜，还看不到细菌、病毒等微生物，但是高明的中医大夫已经判断分析出"戾气"是存在于自然界的一种物质，具有强烈的传染性。

据《中国疫病史鉴》，从西汉到清末，中国至少发生过321

次大型瘟疫。在与瘟疫的抗争中，中医不断探索实践，形成了独特的中医药抗疫的方法和理论。在东晋时期，约60%的人受到过天花病毒的威胁，死亡率大约为25%，在葛洪的《肘后备急方》一书中最早记录了天花的症状。孙思邈的《备急千金要方》中收载了具有"辟疠气""辟瘟疠气"功用的方剂共有42首。到了北宋时期，168年中至少有59年发生过疫灾。世界上最早的成药典——《太平惠民和剂局方》（宋代）中记载有至宝丹、紫雪丹和牛黄清心丸等由辛凉甘寒药物组成的方剂，用于治疗疫疠导致的高热、神昏。

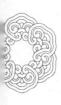

明清两代前期和中叶均爆发多次疫疠。医学家吴又可在《温疫论·原序》中记载："崇祯十四年（1641年），疫气流行，山东、河北（北直隶），浙江、江苏（南直隶）等感者尤多，至五六月益甚，或至阖门传染。"在崇祯十六年（1643年）八月间，鼠疫在北京暴发，短短两三个月中，死了二十万人。据《明史》《丹徒县志》等书记载，崇祯十五年（1642年）二月，群鼠数万衔尾渡江，昼夜不绝。清·光绪二十一年（1895年）后，爆发了京师直隶大疫、1902年黑龙江瑷珲霍乱流行、1910年东北鼠疫三场大瘟疫。明清疫病的流行，促进了中医温病学说的创立及发展。李时珍在《本草纲目》中记载了蒸煮消毒、空气消毒以及食醋消毒等方法。伍连德通过隔离等方法控制住了东北鼠疫的大流行。2019年末发生的，席卷全国、改变世界的新型冠状病毒肺炎，从中医角度看也属于疫疠。

内伤七情

七情即喜、怒、忧、思、悲、恐、惊七种情志变化，是机体的精神状态。七情是人体对客观事物的不同反应，在正常情况下，一般不会使人致病。只有突然、强烈或长期持久的情志刺激，超过了人体本身的正常生理活动范围，使人体气机紊乱，脏腑阴阳气血失调，才会导致疾病的发生，又称为"内伤七情"。古语云："七情，人之常性，动之则先自脏腑郁发，外形于肢体。"也就是说情绪变化引起的疾病，会直接影响内脏，导致气血失调。《素问·阴阳应象大论》说："怒伤肝，喜伤心，思伤脾，忧伤肺，恐伤肾。"由于人体是一个有机的整体，情绪变化会影响多个脏腑的功能。如过度的忧伤抑郁会出现心慌胸闷、易于感冒、食欲不振、两胁胀痛、睡眠差等症状，所谓"悲哀忧愁则心动，心动则五脏六腑皆摇"。

情绪过度变化会影响脏腑气机。《素问·举痛论》说："怒则气上，喜则气缓，悲则气消，恐则气下，惊则气乱，思则气结。"也就是说过度愤怒可使肝气横逆上冲。暴喜过度，可导致心气涣散，神不守舍，甚至失神狂乱，如著名的范进中举。思虑过度劳神，不仅暗耗心血，而且会影响脾胃功能，出现食欲不振、脘腹胀满等症状。过度悲伤，会使肺气耗伤，易出现感冒及呼吸道过敏症状。过度恐惧，会使肾气不固，导致二便失禁等症。

此外，常见的致病因素还包括饮食不节、劳逸损伤等。特别是现代人生活作息不规律，熬夜加班，上网看手机，过食肥甘厚味等，都是导致疾病发生的潜在因素。

克敌制胜

——中医三大法宝

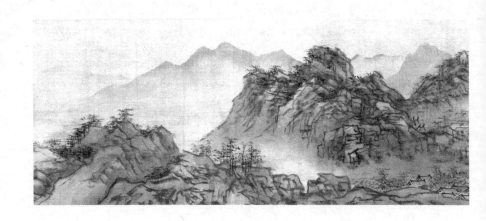

中医的治疗方法非常多，关于中医治法的书籍也非常多，但为什么说扶正祛邪、清热解毒和活血化瘀是中医三大法宝呢？首先，中医治病的指导思想就是扶正祛邪，维持机体的阴阳平衡是中医治病总的指导原则。在扶助人体正气的前提下，清热解毒和活血化瘀就是祛邪的具体方案。通过细细梳理中医临床辨证理论的发展过程，可以说一部中医学的发展史，就是一部中医学与传染病的斗争史，千百年来的治疗经验不断丰富着清热解毒的治疗方法和手段。活血化瘀是中医最古老的治法之一，由于西医学和中医学对于"血"的基本认识大致是一致的，"活血化瘀"成了一个用现代语言比较容易解释的概念，更容易被国内外同仁认可，活血化瘀的基础和临床研究也获得了国家科学技术进步一等奖。扶正祛邪、清热解毒和活血化瘀这三大法宝是中医克疾制胜的重要武器。下面我们一一进行介绍。

扶正祛邪

中医治病的指导思想就是扶正祛邪，中医辨证论治实质上就是通过辨别正气与病邪的进退程度，再据此采取相应的治疗手段。这就与古人带兵打仗的策略"兵马未动，粮草先行"相一致。清末名臣左宗棠收复新疆就与中医运用扶正祛邪法治疗疾病有诸多相似之处：左将军首先用了一年半的时间筹措军饷、积草屯粮、调集军队、操练将士，做好充分的作战准备，这也就是我们常说的"扶正"。1876年4月，左将军正式率部西征，决战沙场收复了除伊犁之外的新疆全境，一举歼灭了窃据我国领土多年的俄国人阿古柏，这就是我们所说的"祛邪"。直至今日，我们在新疆仍可以看到由当年征战的士兵栽种的已然繁茂成荫的柳树，被尊称为"左公柳"。这就是人们常说的"上医治国"的生动案例吧。

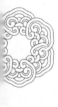

如何扶正：脾胃是气血生化之源

从古至今，致病因素千变万化，人体对致病因素的反应和适应也是千差万别。虽然古人对许多疾病缺乏深入的了解，但扶正祛邪原则却抓住了治疗疾病的关键。李东垣（金代）非常重视脾胃作用，提出脾胃是气血生化之源，补益元气要从健脾胃下手，他创制了著名的沿用至今的补中益气汤，并提出通过调理脾胃不但能治疗脾胃病，还能治疗其他脏腑的多种虚弱证。大家吃过老北京特产——茯苓夹饼吧？其中的茯苓就是最常见的健脾中药。茯苓是真菌茯苓的干燥菌核，在我国传统医学中，茯苓已有两千多年的药用历史，最早记载于《神农本草经》，被列为上品，有"久服养神，不饥延年"的作用。茯苓作为一种历史悠久的食品，早在唐朝集市上就有用茯苓、糯米、白术粉制成的茯苓糕。茯苓作为中药八珍之一，具有宁心安神、健脾助消化、调节免疫的功能。

在实验研究中，也可以观察到中医扶正固本疗法与改善神经内分泌系统、能量代谢及免疫功能有关。中医认为"先天之本是肾，后天之本是脾"，而肾与脾的关系，类似于水缸和水的关系，缸的大小决定了能装多少水，这是先天因素；而水缸里实际装了多少水，看的就是后天因素了。后天的生活方式及环境可以改变先天基因的序列，所以中医也讲"补养后天来资助先天"。对于治疗疾病，中医认为"存得一分胃气，便留一分生机"。平日我们的身体一旦出现了什么问题，首先就会在胃口上反映出来。不管是伤风感冒、头痛小疾，还是重病，身体一旦不舒服，食欲就会下降。如果经过一段时间的治疗，胃口开、吃饭香，就说明病人基本痊愈了。

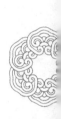

虚者补之，实者泻之

在感冒流行季节，流感病毒无处不在，许多人都接触了病原体，但并非人人患病，只有一部分抵抗力较弱的人容易患病，而另一部分抵抗力较强的人就不患病。这体现了中医学"正气存内，邪不可干"的理论。中医学一向重视预防与隔离问题，早在

2000年前就提出了"虚邪贼风，避之有时"的策略。面对新型冠状病毒肺炎疫情，我们国家即时采取隔离措施，有效地控制了疾病的传播，这也与中医传统思想深入百姓生活密不可分。

当前传统的肿瘤治疗包括手术、化疗、放疗、内分泌治疗和靶向治疗，均主要针对肿瘤细胞，在中医的观点里属于"祛邪"，但是这样的治疗可能会为正常组织细胞带来损伤，导致疗效欠佳；而肿瘤免疫治疗和补益类中药则可让那些被误伤的免疫细胞重新恢复杀伤肿瘤细胞的能力，在中医里属于"扶正"。祛邪扶正双管齐下，也许才是提高肿瘤治愈率的关键。中医药在抗肿瘤治疗中从调整或增强机体免疫功能方面出发，在改善肿瘤病人临床症状、提高肿瘤病人生活质量方面颇有研究进展。研究显示，黄芪、人参、枸杞、茯苓、刺五加等扶正药药，可升高癌症病人的血细胞，促进淋巴细胞的转化；而祛邪方药则可以增强细胞的吞噬功能，控制癌细胞的增长，如蛇舌草、石见穿、半枝莲、金银花等药物。由此可以看出，肿瘤治疗中扶正祛邪和免疫之间有相似之处，通过"虚者补之，实者泻之""低者升之，高者抑之"达到免疫水平的平衡状态。

俗话说："三分药七分养""药补不如食补""食补不如锻炼"，所以病人在服药的同时，还应注意饮食起居、生活方式等方面的积极配合，这是尽快恢复健康的重要因素。

人参的补益作用

人参作为最有名的中药之一，历来受到医家和学者的重视。

叩开中医药学之门

《神农本草经》即记载:"人参补五脏,安精神……久服轻身,延年。"《本草纲目》中描述人参"治一切虚证"。中医方剂往往多味药材配伍使用,而人参一味即可担此重任,"独参汤"首载于元代的《十药神书》中,其益气强心功效无药可代,是古代中医临床疗效卓著的急救良方。临床上主要用于心力衰竭、心源性休克等的治疗。随着现代科学技术的不断发展,人参作为"补益药"应用越来越广泛,对人参的研究也越来越深入,已分析出人参中所含有的成分达300余种,并对其中的相当一部分成分进行了生物活性研究。

"皂苷"是广泛存在于植物界的一类复杂的化合物,因其有较大的表面活性,在水中加热或振荡时可产生持续性泡沫,故名皂苷。人参皂苷是人们研究最早、最深入的人参成分,同时它被证明是人参最主要的有效成分。迄今为止,人们已经从人参提取和分离出30余种人参皂苷单体,其中有许多皂苷为人参属植物所特有。人参中所含有的特有皂苷具有非常高的药用价值。人参作为当代最有名的补益药,其功用主要表现在提高人体免疫力、增强机体的适应性和抗衰老等方面。研究人员通过动物实验揭示了人参及其总皂苷可以从多方面调节机体免疫力,从而使人体增强对多种致病因素(细菌、病毒、致敏因素等)所致疾病的抵抗力和免疫力。同时,人参总皂苷还可以增强人体对物理、化学等不利因素的非特异性抵抗力,恢复正常功能,从而提高人体的适应性。很多研究表明,人参皂苷不仅直接影响生物体的细胞免疫和体液免疫,还可通过影响下丘脑－垂体－肾上腺通路，参与免疫功能调节。人参皂苷还可有效地清除超氧阴离子自由基，恢复氧自由基代谢的平衡，显示出抗衰老的作用。人参中还含有丰富的糖类，包括：单糖、双糖和多糖。其中，人参多糖也是非常重要的活性成分，可提高机体的免疫功能。多糖作为生物免疫调节剂，对于机体的天然免疫或获得性免疫系统都有广泛的影响，包括刺激机体的各种免疫细胞的成熟、分化和增殖；增加巨噬细胞的吞噬功能；诱导细胞因子，如白细胞介素－1和肿瘤坏死因子等的分泌；活化补体系统等多种生理活性，具有多途径、多靶点的作用特点。

但是，人参不可以随意使用，使用不当是会引起各种不良反应的，如失眠、头痛、血压升高等。临床上称其为"滥用人参综合征"，而出血是人参急性中毒的特征，应引起我们足够的重视。

清热解毒

枇杷黄，医者忙；橘子黄，医者藏

传染病，古称疫病；在中国古代，传染病防治占重要地位。俗话讲："枇杷黄，医者忙；橘子黄，医者藏。"枇杷果成熟在盛夏季节，橘子成熟在冬季；盛夏是疫病、传染病流行的季节，医生都忙于治病；冬季的疾病相对较少，医生就可以清闲一些。

可想而知疫病是古代医生常见的疾病。

翻开宋代的《太平惠民和剂局方》(世界上最早的成药典)，第一张方子就是具有清热解毒、开窍醒神之功效，用于治疗传染病热病的"至宝丹"。清代名医吴鞠通将至宝丹、紫雪丹和安宫牛黄丸并称为"温病三宝"。当时不少传染病重危病人因正确使用"三宝"而转危为安。从中医临床辨证理论的发展来看，一部中医学的发展史，可以说是一部中医学与传染病的斗争史。

清热解毒与传染病防治

我国最早记载的疫病流行是公元前 674 年的霍乱病，从古代至近代，史书记载的疫病流行超过 500 余次。东汉社会动荡，战争频繁，疫病流行。公元 151 年至 196 年的 40 余年时间里，瘟疫流行达 100 余次，其中南阳之疫，张仲景家族 200 余口人，死亡 2/3，其中因伤寒而死者占了七成。当时的伤寒是一切发热性外感病的总称，包括了大部分的急性传染病。南宋到金元时期 100 多年中，大疫不断，公元 1127 年，金人围困汴京，"城中疫死者几乎半数"(《宋史·卷六》)。1138~1142 年，有一种鼠疫证候的"时疫疙瘩肿毒病"起自岭北，次于太原，后于燕蓟山野，互相传染，多致死亡。1232 年，元兵围汴梁，城中大疫暴发，50 天内死亡 90 余万人，对此医史学家范行准认为这可能是腺鼠疫。宋金元时期，温病学说逐渐发展。清代医家的聪明才干几乎都致力于对疫病病人的救治，可以说清代医学非常重视传染病的预防与治疗，补充完善了温病学说。

清代名医叶天士对于温病（传染病）的诊断治疗进入了全新的境界，并影响至今。他根据温病的发生、发展与转归，提出了三焦辨证和卫气营血辨证治疗，是中医药理论的一次重大革新。温邪自上焦（肺、心）、中焦（脾、胃）而下焦（肝、肾），病位越来越深；自卫分（皮肤、口鼻）、气分（咽喉、气管）、营分（脉外）而血分（脉内），病情越来越重。疫病往往具有发热症状，治疗上常采取清热解毒、芳香化湿等方法，如银翘散、桑菊饮、清瘟败毒饮、藿香正气散等现在仍是临床上常用的方药。临床治疗要及时制止其发展，减少恶化。广义的"清热解毒"已成为中医治疗传染病的最重要法则之一。清热解毒类中药如金银花、蒲公英、大青叶等，在一定程度上可以调节机体免疫系统，避免免疫系统"细胞因子风暴"的爆发，从而降低传染病的重症发生率。

藿香正气散的古代与现代应用

藿香正气散，这个出自《太平惠民和剂局方》的 1000 多年前的方子，从宋代一直沿用至今，疗效确切，是现代家庭小药箱必备药品之一；2019 年底，新型冠状病毒肺炎疫情爆发，这个老方子再度焕发青春，走向治疗疫病的大舞台。

本方由藿香、紫苏、白芷、大腹皮、茯苓、白术、半夏曲、陈皮、厚朴、桔梗、甘草、姜、枣组成，原书主治"伤寒头痛，憎寒壮热，心腹冷痛，反胃呕恶，气泄霍乱，山岚瘴疟……"

叩开中医药学之门

方中以藿香为君药，功能辛散风寒、芳香祛湿、升清降浊；配伍紫苏叶、白芷，辛温发散以助藿香之力；佐以陈皮、半夏燥湿和胃、降逆止呕；白术、茯苓健脾运湿、和中止泄；厚朴、大腹皮行气化湿、畅中除满，桔梗宣肺利膈、解表化湿。甘草调和诸药，为使药。姜、枣煎服，调和脾胃。全方共奏解表清热、健脾祛湿、理气和中之功效。

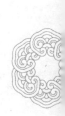

后世对此方的运用多有发挥，如清代吴鞠通在本方基础上加减化裁用于温病的治疗。现代临床常用此方加减治疗中暑，而且对夏季湿热引起的发热、头痛、呕吐和肠胃疾病等也有很好的疗效。藿香正气散的现代剂型很多，有藿香正气口服液、藿香正气水，藿香正气胶囊、藿香正气软胶囊，藿香正气丸等。藿香正气水是酊剂，采用酒精作为溶媒，在准备开车之前，不要喝藿香正气水，否则遇上警察测酒驾，可能就过不了关了。另外，藿香正气水也要避免与头孢类、硝基咪唑类等药物联合使用，避免因其中的酒精溶媒与药物相互作用而引起乙醛蓄积的中毒反应。

藿香正气方的作用特点

虽然藿香正气散有千余年的应用历史，但是当今经济社会的快速发展，自然环境的深刻变化，人类疾病谱也发生了变化，藿香正气散的作用特点是怎样的呢？对于哪种疾病更有效呢？研究者采用医学界公认的，安慰剂对照、多中心、随机、双盲的临床试验方法，研究了藿香正气口服液治疗胃肠型感冒暑湿证的效果。研究发现藿香正气口服液的优势在于：在发病的早期可以有效阻断疾病发展，缩短病程，且疗效随剂量增加而提高。藿香正气口服液在缩短病程（3天治愈率）、改善症状，特别对恶心、呕吐、肢体困重等症状的改善等方面均显著优于安慰剂组。这有力地证明了藿香正气口服液治疗胃肠型感冒暑湿证的疗效，印证了古人宝贵的临床经验。

藿香正气方的作用机制

肠道是人体营养物质吸收的重要场所，肠道黏膜是防止细菌内毒素进入血液的重要屏障。藿香正气方具有解暑祛湿、和胃止呕、芳香化浊等功效。研究发现，藿香正气制剂对胃肠道具有解痉止痛作用，对肠道黏膜屏障功能有保护作用，特别是对于肠道菌群具有调节作用。肠道菌群与宿主经过几十亿年的共同进化，形成了独特的共生及互相依赖的关系。肠道菌群与腹泻、炎症性肠病、肠易激综合征等肠道疾病有着密切的关系。对菌群失调腹泻模型的研究表明藿香正气胶囊能够减少菌群失调腹泻小鼠的腹泻次数，缩短病程并且调节淋巴细胞平衡、抑制炎症因子的释放。

不论是临床试验还是药理实验，均揭示了藿香正气方具有潜在的治疗呼吸系统病毒所引起的肠道功能紊乱的功效。感染新型冠状病毒后，临床多显示出消化系统的症状，因此研究藿香正气方对消化系统的保护作用将为治疗新型冠状病毒提供一个新方向。

　　　　　　　　　　　　　叩开中医药学之门

活血化瘀

活血化瘀是中医最古老的治则之一，早在《黄帝内经》中就提出"脉道以通，血气乃行"。试问古人是如何认识血瘀证的呢？我们不妨穿越到古代，从古人的角度认识一下自然界和人体。

地有江河，人有经脉

无论是古代还是现代，人们都选择依水而居，老子云："上善若水，水善利万物而不争。"孔子在川上曰："逝者如斯夫。"面对着川流不息的江河，圣人感叹时间的流逝；赫拉克利特提出"万物皆流变"，感叹世间万物的流动和变形；而我国古代医生提出了"地有江河，人有经脉"的论断。古人通过观察河水的流动，取象比类人体血液的流动。在温煦的天气里，河水潺潺地流动；在寒冷的季节里，河水流动放缓，甚至逐渐结冰冻结；中医理论朴素地推导出血液"得温则行，逢寒则凝"。到了炎热干旱的时节，河水可能枯竭断流，中医理论提出"热邪内蕴，煎熬血液，血脉凝结"亦可成瘀，也就是我们常说的因热致瘀。河水的流动不仅受到温度、气候的影响，也受到河道地势、河水本身状况的影响。河水浩浩汤汤地流向大海，但是如果地形地势发生改变，流动的动力不足，河流势必变缓，因此中医理论认为"气虚无力推动血液运行，导致血瘀"。另外还有类似于堰塞湖现象的"气塞不通，血壅不流"等因气滞而导致

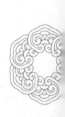

的血瘀。如果水源枯竭导致河流断流，就如同血虚导致的血瘀。古人通过类比的方法推测出人体血脉发生疾病的原因，提出了"气为血帅、血为气母"的辩证关系，并归纳总结了一直应用至今的活血化瘀中药。

痛则不通，通则不痛

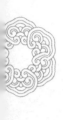

流动着的血液，又被区分为血细胞和血浆。如果把我们的心血管系统想象成一座城市，心脏是动力源泉，而血管就是城市的街道和胡同，流动的血液就好像是各司其职、各尽其职的公民，红细胞勤勤恳恳、兢兢业业，输送氧气和能量；数量最少的白细胞就像是警察，维持着城市的秩序；数量最多的是小个子的血小板，它们就像是血管公路的巡逻者（民兵）……城市的正常运转也意味着我们的心血管系统安然无恙，意味着我们的各个部门（脏腑器官）可以得到营养，意味着我们的各个方面保持着平衡健康的状态。如果这时道路突然发生了塌陷，血小板会第一个发现并立刻冲到前线，紧接着红细胞和白细胞也加入进来，大家聚在一起，堵住塌陷的地方，阻止大量失血并恢复血管的完整性。但是，如果血管公路因某些原因被设置了路障，小个子的血小板被拽住了；或者在公路的狭窄处、转弯处，血小板们因为跑得过快被激怒了（活化）；它们就会聚集到一起，导致局部发生瘀滞。这时候就需要"和事佬"们出面安抚血小板，让聚集在一起的血小板解散从而恢复血液流动畅通。所谓的"和事佬"，也就是我们常说的活血化瘀中药。活血化瘀药物的作用强度也不尽相同，包括理气和血药——丹参、川芎、赤芍、当归，活血止痛药——三七、桃仁、红花和破血祛瘀药——水蛭、虻虫等。

我们的祖先很早就对血瘀证所导致的疾病症状进行了描述并针对性地开展活血化瘀药物治疗。"不通则痛"是血瘀证的基本临床表现，根据疼痛性质、疼痛部位，或者妇人腹痛痛经，或者外伤金疮肿痛等，古人将血瘀证进一步分类为"痛证、痹证、癥瘕积聚"等，并针对这些症状开具了相应的治疗方剂，如《金匮要略》记载的瓜蒌薤白白酒汤用于治疗胸痹心痛；红蓝花酒治疗妇人腹痛；黄芪桂枝五物汤治疗血痹。

直至今日，这些活血化瘀药物和方剂仍然发挥着重要的治疗作用。

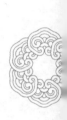

血脉流通，病不得生

无论西医学，还是中医学，对于"血"的基本认识大致是一样的，即"血管中流动着的红色液体"。"血瘀证"也就成为一个用现代语言比较容易解释的概念。一般来讲，血瘀证主要表现为血液循环障碍，包括血液理化性状改变、炎症、免疫等多方面的病理变化及临床表现。现代研究从血液流变学、血小板功能、凝血与纤溶功能、微循环、血管活性因子、炎症与代谢、生物力学等方面，对多种活血化瘀中药进行了深入研究，发现上述活血化瘀方药可通过改善血液流变学特征、维持凝血和纤溶系统之间的平衡、改善心血管功能、调节代谢、抗心肌缺血等方面发挥疗效。

此外，血液流动不仅仅作为药物运输的载体，而且流动所产生的力学刺激（包括压力、摩擦力、周向应力等）既具有直接的生物学效应，又影响着活血化瘀药物的疗效。我们研究发现在血流缓慢的力学条件下，三七抑制血小板的活化和黏附，效应优于阿司匹林；提示了三七对于防治深静脉血栓具有潜在的疗效；而在正常血液流动力学条件下，三七显示出明显的抗白细胞黏附以及保护血管内皮完整性的效应。结合古代名医华佗提出的"血脉流通，病不得生"的中医理论，我们认为血流力学因素不仅影响血栓疾病的发生发展过程，而且影响三七的抗栓及抗炎效应。

丹参是历代医家公认的活血化瘀药，也是当今临床防治心脑血管疾病的常用药。我们研究发现配合适度运动，丹参能起到更好的效果。丹参味苦微寒，能活血祛瘀、养血安神，可煎汤、泡茶或配制药酒服用。适量的运动可提高心输出量、改善血流剪应力（即血液流动对血管壁形成的摩擦力）。正常的血流剪应力对于舒张血管、预防血栓形成、降低炎症反应、改善血脂和抗氧化等具有重要意义，还能影响药物的效应及代谢。我们对大白鼠的一项研究发现，在服用中等剂量丹参的前提下，联合定量游泳锻炼组在调整血管功能，改善血液"浓、黏、凝、聚"等方面的流变学特征，表现出更优的效果，优于单纯使用高剂量药物组。这提示大家，在服用丹参类药物的同时，配合适当的运动，活血化瘀效果会更好。

叩开中医药学之门

五志调节

——心病还要心药医

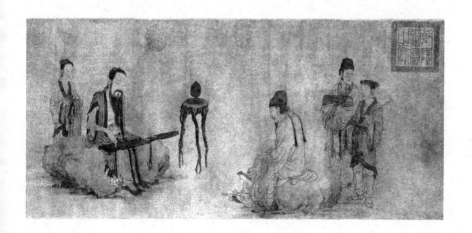

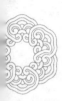

　　经常有青少年朋友说，虽然现在比爸爸妈妈那个时代吃得好、穿得好，但却压力更大、烦恼更多。这难道是"少年不识愁滋味，为赋新词强说愁"吗？当然不完全是。作为现代人，我们已经从大自然获取了丰富的物质财富，成为了动物界的主宰，也不需要对抗严霜和酷暑的天气，实现了衣食无忧。然而，我们每天所面对的是拥挤的城市、紧张的时刻表、写不完的作业、严酷的竞争，以及人为的紧张环境。在这个物欲横流的社会，青少年在学校一样面临着前所未有的压力，如果调节不好情绪，可能会产生学习焦虑或考试焦虑。中医认为"情志不遂，则郁而成病"，印第安古语常说："放慢脚步，等等自己的灵魂。"因此，如何调节情绪是青少年成长过程中面临的重要问题。

《头脑特工队》这部迪士尼动画片形象地描述了人类五种基本情绪：喜、怒、悲、恐、恶。英国哲学家斯宾诺莎对快乐的定义是"快乐是想到以前某件超乎我们期望的事情时内心的愉悦感"，而快乐的感觉就"好像你扯下　抹斜阳捂在心口，它在你的怀里发热发光，迸溅出点点火星洒向你身体里每个角落、每根手指和脚趾"。愤怒属于不可控制的情绪。它酝酿怨恨，引发种种不满，被激怒的人突然间怒火中烧，大发雷霆。愤怒的原因在于感受挫折或者受到侮辱，尤其是被没有资格侮辱你的人侮辱（亚里士多德）。悲伤作为一种厌倦、容忍、沉默、冷淡交织的情感，它是人生的重要组成部分；悲伤其实是百感交集的人生不可缺少的部分。在感受悲伤的过程中，我们自我修复，自我调整，更加理性地面对失去或失败。它为修整中的我们提供庇护，积聚能量。恐惧被认为是最原始、最基本的人类情绪，恐惧是一种受到威胁时的自然反应，地球上大多数动物都有这种情绪，恐惧有利于物种延续生命。恐惧的反应是本能的，人们在受到威胁时，身体不受大脑控制而产生应激反应。恐惧可以分为如下几类：惧怕、担忧、惊骇等。恐惧是我们最重要的盟友，一次次拯救我们的生命，但是有时人类却把它描述成为一个鬼鬼祟祟的敌人。它像小偷一样潜入我们的心灵，扰乱理性思考，煽动焦虑情绪，让原本有条不紊的行动变得一团乱麻。《礼记》曰："死亡贫苦，人之大恶。"归根结底，当一切处于混乱之中，东西"错位"时，强烈的厌恶感会产生。厌恶是普遍情绪中的一种。人人厌恶贫困艰苦，而对死亡的厌恶帮助我们在困境中生存下来。现代研究表明，我们大脑颞叶根部有一个泪滴状结构，叫作杏仁核。神经学家把它称为情绪的"控制中枢"。杏仁核评估来自外界的刺激，然后决定要接近还是避开。它是情绪的闸门，会释放一系列的反应，包括加快心率、分泌激素、收缩躯体等。

　　那么中医学是如何看待情绪的呢？先秦时期《礼记·礼运》篇指出："何谓人情？喜、怒、哀、惧、爱、恶、欲七者，弗学而能……饮食男女，人之大欲存焉；死亡贫苦，人之大恶存焉。故欲恶者，心之大端也。"这就是说人的七情是天生的本能，对物、对人、对己而产生的喜好或者厌恶是情绪的发端。宋代陈无择在《三因极一病证方论》中提出七情是"喜、怒、忧、思、悲、恐、惊"七种情志变化，在突然、强烈或长期持久的情志刺激下，超过了人体本身的正常生理活动范围，使人体气机紊乱，脏腑阴阳气血失调，从而导致疾病的发生，又称为"内伤七情"。中医认为"形神合一""有诸内必形诸于外"，脏腑气血的盛衰与情绪变化关系密切，气血旺盛是正常情绪的生理基础，而过度的情绪反应会引起脏腑病变。至于"六欲"的说法，就比较简单了，最初是来自《吕氏春秋》："所谓全生者，六欲皆得其宜也。"意思就是，"全生"的人，"六欲"都得到了适当的满足。所谓"全生"，是人修养身心的最高境界。这里古人没有指出"六欲"都包括什么，后来有人注释说，是"生、死、耳、目、口、鼻"，就是泛指人的各种欲望。

　　在五行学说的指导下，中医学把人的五种情绪"怒、喜、思、悲、恐"和五脏功能相关联，用以说明情绪与人体脏腑的生理关系，指出这五种情绪源于五脏气血，是五脏功能活动的体现，而且还用五行相克关系来阐述五种情绪之间的关系即："悲胜怒""恐胜喜、"怒胜思""喜胜忧""思胜恐"，为临床以情胜情法治疗疾病提供了依据。老话讲得好："心病还要心药医，解铃还须系铃人。"下面介绍几则中医治疗情志病的医案。其中大部分的医案来自于《儒门事亲》，大家如果有兴趣可以翻看。这本书是金代名医张子和所著，虽然是500余年前的著作，但其治疗思想及方法在当今仍然不失指导意义。

怒胜思

一位贵妇人，思虑过度，失眠两年，无药可疗。她的丈夫请张子和上门诊治，张曰："两手脉俱缓，此脾受之，脾主思故也。"就和妇人的丈夫约好，以怒激之。张子和就当着妇人的面，拿了很多她的金银珠宝，天天喝酒作乐，不但不开具药方，而且还恶语相向。妇人被气得大怒出汗，当夜困眠，如此者八九天。此后食进脉平，睡觉也好了。

喜胜悲

息城（今河南息县一带）有一官僚突然得知他的父亲被人

杀死，异常悲痛，放声大哭，哭罢便觉心痛，逐渐加重。一个多月后自觉胸中有一团块，时常剧痛难忍。经服药、针灸等治疗均无效果。最后求治于著名医家张子和。张子和到了病人家中时，恰好一位巫婆也在场，他就学巫婆的样子，信口开河，乱说一通，讲了很多段子，同时又和病人开玩笑、又唱又跳，弄得病人忍不住捧腹大笑，甚至笑得只能面向墙壁。过了一两天，病人发现胸中结块消失，自此心痛也就好了。张子和说，忧愁可使气郁结，喜则可使百脉舒和，这又叫喜胜悲。

恐胜悲

宋代某州的监军因忧愁思虑过度而患上了郁病，经针灸、服药治疗无效，家人束手无策，邀请当时的名医郝允去诊治。郝允对监军的儿子说："要治疗你父亲的病，必须使你父亲心中产生强烈的恐惧感才行。"本州太守李宋卿当过专掌纠察弹劾的御史，为人十分威严，监军一直对他十分畏惧。于是郝允请求李宋卿到家里来责问监军的过失，监军顿时觉得祸事临头，情绪紧张，惊出了一身冷汗，病也就随之而愈。这个故事记载在南宋的《邵氏闻见录》。

叩开中医药学之门

以习愈其惊

对于暴受惊吓恐惧而导致情绪异常者，张子和从《素问·至真要大论》中的"惊者平之"得到启发，提出"唯习可以治惊，使习见习闻则不惊矣"，也就是我们常说的"见怪不怪，其怪自败"的道理。卫德新的妻子因家中遭遇强盗，患上了恐惧声音的病症，张子和认为惊怕伤胆。治疗时在低处放置一个小木几，当着病人的面敲击木几，使其暴露于所惧怕的环境中，并逐渐加大刺激，"以杖击门""以杖击窗"，直到病人适应而不感恐惧。从文中记载的"虽闻雷而不惊"显示这种治疗方法效果明显而且持久。

结合艺术情境治疗

宋代著名文学家欧阳修在《欧阳修文集》中记载有这样一则故事："予尝有幽忧之疾，退而闲居，不能治，即学琴于友人孙道滋，受宫声数行，久则乐之愉然，不知疾之在体矣。"意思是说，欧阳修曾患忧郁之疾，不再工作，退居家中，药物治疗无效，于是就到友人孙道滋处学习弹琴、鼓乐，时间长了，疾病就自然而然地消除了。欧阳修的切身体验，可以说是古人以音乐陶冶情操，把音乐当作治病良药的生动案例。

经典方剂的创立

出自北宋太医局的《太平惠民和剂局方》中的逍遥散，成为现代治疗情志病证的常用方剂。严用和的《济生方》（南宋）中载有许多关于情志病证的精辟论述，并创立了治疗思虑过度、劳伤心脾所致健忘、心神不宁的名方——归脾汤。陈无择的《三因极一病证方论》（南宋）中记载的温胆汤，用于心虚胆怯、触事易惊、失眠多梦等症，也是调治抑郁症的中药方剂之一。

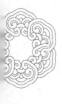

综上所述，我们看到古代医籍记载了情志相胜疗法、惊者平之、艺术情境治疗的生动案例；即使在千百年后的今天，这些疗法都堪称中医理论与实践结合的典范。金代医家张子和所采用的独特的精神疗法和许多治疗经验值得我们借鉴，他指出："悲可以治怒，以怆恻苦楚之言感之；喜可以治悲，以谑浪亵狎之言娱之；恐可以治喜，以恐惧死亡之言怖之；怒可以治思，以污辱欺罔之言触之；思可以治恐，以虑彼志此之言夺之。"同时，张子和也指出："凡此五者，必诡诈谲怪，无所不至，然后可以动人耳目，易人听视。若胸中无材器之人，亦不能用此五法也。"提出只有医疗经验丰富、有才学的医生才可以使用这种情志疗法，这也对现代心理治疗提出了高标准、严要求。在当代社会，老子《道德经》所提倡的"道法自然，无为而无不为"的处世思想及做事态度，仍然可以帮助我们平复心境，也就是我们现在常说的"顺其自然，为所当为"的自我情绪调节方法，接纳自己，做好当前的事情，以应对各种竞争压力。

食药同源

——餐桌上的中药

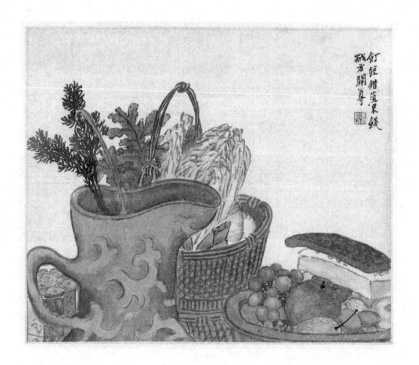

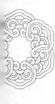

关于中药起源最古老、流传最广的传说是"神农尝百草"。神农"尝百草之滋味，水泉之甘苦，令民知所辟就。当此之时，一日而遇七十毒"，这说明寻找食物过程也是药物被发现的过程。古人云："食色性也。"寻找食物是动物的本能，无毒的食物丰富了人们的食谱，同时随着食用经验的不断积累，古人提出了药食同功即"食疗"的概念，如《周礼·天官》曰："五味、五谷、五药养其病。"《黄帝内经·素问》曰："药以祛之，食以随之。"在周朝就将"医"分为食医、疾医、疡医、兽医，其中食医被列为首位，类似于我们现代的"营养师"。

食物为什么可以治病呢？古人认为食物和药物一样具有偏性，具有性味归经，包括四气五味、升降浮沉等。唐代《备急千金要方·食治》，第一次将"食疗"单列成章：阐发了饮食理论，如"食有偏性""饮食有节""五味不可偏盛"，这些理论一直沿用至今，包括日常大家耳熟能详的饮食方式：吃饭要有节制，吃饭只吃八分饱；不能偏食，不能暴饮暴食，等等。唐代就出现了第一本食疗类专著《食疗本草》（原书早佚，敦煌曾有残卷出土）。元代《饮膳正要》，是我国最早的饮食卫生和营养学专著。

食物和药物之间的主要区别是什么呢？《备急千金要方》云："安身之本，必资于食，救疾之速，必凭于药""夫为医者，当须先洞晓病源，知其所犯，以食治之，食乃不愈，然后命药。药性刚烈，犹若御兵"。也就是说，根据病人的疾病状况，如果可以采用食物治疗，就首先采用食物，比如著名的"当归生姜羊肉汤"就具有祛寒止痛之功效。外感风寒，喝一碗热稀粥，使微微汗出，便获得很好的防治效果。

下面我们就以餐桌上的中药，说明中医药是我们日常生活中的一部分。

生姜

生姜，自古以来是餐桌必备的调料，孔子"不撤姜食"，每顿吃饭，孔子都要吃姜；而生姜作为常用中药，具有温中散寒的功效，寒冷的冬天喝一碗"生姜红糖汤"，浑身都暖洋洋的；

此外，生姜还具有降逆止呕、温中止痛的功效。治疗孕妇妊娠呕吐，以生姜片榨汁含服，效果非常好。

大蒜

大蒜，以独头紫皮大蒜为好，辣味中有一丝回甘。大蒜味辛辣，性温，所以体质偏热的人不大适宜吃大蒜。体质偏热的人吃大蒜容易引起喉咙痛。大蒜有一股强烈的刺激性味道，其主要成分是挥发油，还含有蛋白质、糖分、维生素 A、维生素 B、维生素 C 等。大蒜有抗菌、消炎、健胃、镇咳、祛痰等作用，可防治感冒和肠炎等。此外，大蒜还可以作为预防血栓形成的日常食物。

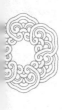

葱

葱是菜场里常见的，也是炒菜时常用的调味品，中药处方中称为葱白。它的性味同大蒜，也是味辛辣，性温，含有葱辣素。与大蒜不同的是，葱可以发汗、利尿。常用的方法有两种：一种是用 10 克葱白加 3 片生姜，在沸水中氽两分钟，热服可以治疗伤风感冒以及鼻塞。第二种方法，是把葱白捣烂烘熟或炒熟，包在纱布里放在小肚子上热熨，可以通利小便。

香菜

香菜，中医处方中称芫荽，又称胡荽，是凉菜冷盘常用的配料，它也是味辛，性温。香菜主要有芳香、健胃的作用，也可以祛风解毒。很多人都知道，香菜煮水对小儿麻疹有明显的透发作用。用香菜煎汤内服，还可以治疗消化不良。用香菜的根煎汤，用来熏洗肛门，可以治疗痔疮肿痛。

菠菜

菠菜来自于中亚，唐代从尼泊尔传入我国。《嘉祐本草》中称它为赤根菜，因为它的根是红的。菠菜中含有铁质和维生素A、维生素B、维生素C，还含有鞣酸。它的功效是止渴除烦、润肠通便，适用于高血压、糖尿病、慢性便秘等。

莼菜

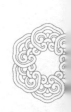

"花满苏堤柳满烟，采莼时值艳阳天"，每年的5月至10月是江南名蔬莼菜的采收期，又是大饱口福的好时节。莼菜是一种地方名菜，如西湖莼菜羹就非常有名。现在莼菜多出产于江苏的太湖地区。莼菜味甘，性寒，有消炎解毒和止呕作用。新鲜的莼菜可以煮着吃，或者煨汤。慢性胃炎病人吃莼菜是大有益处的。

黑胡椒

黑胡椒是居家常备的调料，也是顺手拈来的救急药。胡椒中含有胡椒碱和挥发油，有止痛、镇静、发热的功效，适用于肠胃有寒、胃口冷痛、腹泻等症状。胡椒磨成粉，填到肚脐眼中，外面以纱布固定贴敷，可以治疗腹中冷痛拉稀。

西红柿

西红柿，又称番茄，原产于北美洲，其果实颜色鲜艳红润，但其枝叶散发出难闻的气味。明末一位山东籍的官员王象晋辞职返乡务农，编写了一本植物种植指南《群芳谱》，其中载有："番柿一名六月柿。茎似蒿，高四五尺，叶似艾，花似榴，一枝结五实，或三四实，……草本也，来自西番，故名。"在1920年的福建省《龙岩州志》中对其性状描写最为详尽："红柿，茄科，又名六月柿，一年生草本，高至四五尺，叶为不整之羽状复叶，小叶亦分裂而为羽状，花黄色，花之构造类茄，果实为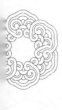浆果，红色，可食。"研究表明，番茄含有多种有益于人体健康的成分，包括番茄红素、黄酮类、植物甾醇、类胡萝卜素、多种维生素和矿物质等。"新疆是个好地方，番茄品质属上乘"，在新疆生长的番茄，其含有的番茄红素含量明显高于其他地方生长的蕃茄。

番茄味甘酸，性微寒，有健脾开胃、生津止渴的功效，特别适合糖尿病病人食用。此外，番茄还具有活血化瘀和降低血压的功效。那么，怎样吃番茄好呢？生着吃和炒着吃都好。番茄生着吃，其中的水溶性成分富含多糖类、核苷类、多酚类和黄酮类等，具有活血化瘀的功效，可以维持正常血小板功能，预防心脑血管疾病的发生。番茄炒鸡蛋是最经典的一道中餐，脂溶性的番茄红素可以更好地被肠胃吸收。番茄红素的抗氧化作用是 β 胡萝卜素的 3 倍，具有抗衰老、预防癌症的效果。需要注意的是，青颜色即未成熟的番茄吃不得。因未成熟的番茄中含有龙葵碱等生物碱成分，可以引起中毒，导致恶心、呕吐和头晕乏力等症状。

　　餐桌上的中药数不胜数，除以上几种外，还有我们常吃的红枣、山药、芡实、薏米、薄荷叶等，所以说中医药就在我们的身边。

现代研究

——中药为什么有效

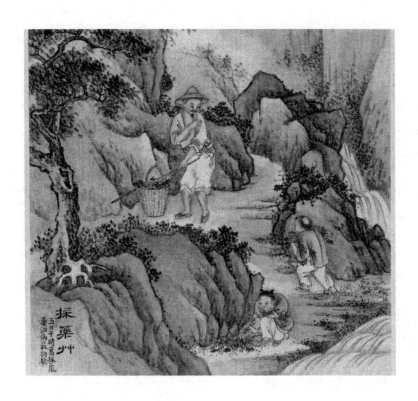

经常有朋友问我："中药为什么有效？""那么一大碗黑乎乎的、苦苦的药汤，是怎么起效的？"让我说，中医药能够治病，一定是有物质基础的。我们前面讲了一个一个的小故事，谈了中医药的历史、中医的思维特点、中药的分类。中医治病的理论，均是从宏观层面介绍中医药学。如果没有显微镜，我们就无法观察到细菌、细胞乃至分子层面的世界，也不会知道瘟疫的实质是由病原微生物感染人体造成的传染病。随着生理学、细胞学、分子生物学和药物化学等学科的发展，以及各种检测仪器装置的使用，我们获得了观察微观世界的"眼睛"。中医药学也进入一个既可以仰望星空，又可以细致分析的时代。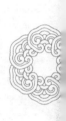

　　如果没有古书中"青蒿一握，以水二升渍，绞取汁，尽服之"治疗疟疾的记载，屠呦呦教授可能不会关注青蒿这株小草。同样，如果没有化学、药理实验技术的发展，屠呦呦教授也难以系统全面地研究青蒿，更不会发现青蒿素了。在回答"中药为什么有效"这个问题时，需要我们在不断地探索研究中寻找答案。然而这个研究过程，并不意味着要使用微观的尺子，去衡量古人的经验；我们也不是替古人讲述我们所不知道的事情，而是要在古人医疗经验的基础上，获得新的发现。下面我给大家介绍几个中医药研究的经典案例，希望能和大家一起讨论"中药为什么有效"的问题。

青蒿素的发现与诺贝尔医学奖

"呦呦鹿鸣，食野之蒿，我有嘉宾，德音孔昭……"万物有灵，千年来的美文《诗经》和世界最早的急救用书《肘后备急方》引导着屠呦呦教授发现了青蒿素，并获得了2015年诺贝尔生理学及医学奖。在颁奖典礼上，屠教授动情地说："青蒿素的发现是中国医学献给世界的礼物。"而青蒿素的发现过程印证了国学大师王国维所说的古今之成大事业、大学问者，必经过的三种境界。1969年，屠呦呦接到研究筛选抗疟药物任务，她孤独地踏上了寻药之路，先从本草研究入手，她广泛收集、整理历代医籍，查阅群众献方，请教老中医。仅仅用了3个月时间，她收集了2000多个方药，在此基础上编辑了包含640个方药的《疟疾单秘验方集》，这其中就包括青蒿。诚如"昨夜西风凋碧树，独上高楼，望尽天涯路"之第一境也。

然而在接下来的近3年时间，屠教授从古书中记载的抗疟药材中，共筛选了100余种中药材的水提物和醇提物样品，但结果却令人失望。筛选过的中药里，对疟原虫抑制率最高的也只有40%左右。是中医古籍记载不可信？还是实验方案不合理？真的是无路可走了吗？如此种种，所谓"衣带渐宽终不悔，为伊消得人憔悴"之第二境也。

经过周密的思考，屠教授重新设计了实验方案，对于青蒿，她设计了控制温度在60℃以下的低温提取法，用水、醇、乙醚等多种溶剂分别提取，将茎杆与叶子分开提取等多种方法。从

808 种可能具有抗疟功用的中药中，在经过了 190 次的失败后，终于在第 191 次低沸点试验中发现了抗疟效果 100% 的青蒿提取物。在相当漫长的一段时间内，青蒿——这种生长于荒野、山坡、路边及河岸边，非常常见又非常不起眼的菊科植物，都一直被冷落……直到有一天，屠呦呦决定用沸点只有 34.6℃的乙醚代替水或者酒精来提取青蒿，终于与青蒿素见面了——即"众里寻他千百度，蓦然回首，那人却在，灯火阑珊处"，此之谓第三境也。

我们中国的第一项诺贝尔自然科学奖项来自于中医药领域，这既说明了中医药学是一个伟大的宝库，需要我们不断地挖掘提高；同时也说明了屠教授对科学研究的执着精神与扎实的专业知识背景是我们学习的榜样。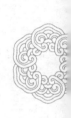

剧毒之砒霜，癌症之良药

砒霜是砒石经升华而得的精制品，外观为白色粉末，无臭、无味，能溶于水、乙醇及酸碱类溶剂，其主要成分为三氧化二砷。砒霜在中国古代的诸多毒药中，恐怕应排在头一号了。古代传奇小说中谋财害命者，多半会选用这一味声名狼藉的毒物，如《水浒传》中武大郎就是被砒霜毒杀的。砒霜的毒性很强，进入人体后能破坏细胞呼吸酶，使组织细胞不能获得氧气而导致死亡，在没有特效解药的古代，砒霜中毒极难生还。砒霜毒性极强，致死剂量仅需 0.1~0.2g。坊间广为流传的银针试毒法，其实就是针对砒霜的。三氧化二砷本身是不会与银发生反应的，但是，古代的砒霜成分往往不够纯，由于生产技术落后，导致砒霜基本都伴有少量的硫和硫化物。其所含的硫与银接触，就可起化学反应，使银针的表面生成一层黑色的"硫化银"。由此可知，银针试毒法，试出来的不是砒霜，而是砒霜里的杂质。现在，三氧化二砷中毒已经有了特效的解毒药物——二巯基丙醇等，中毒者的死亡率已经大大降低。

　　宋代《开宝本草》记载：砒霜"辛，热，大毒"，认为其毒性比砒石更剧。历代医家启用砒霜时，均慎之又慎。砒霜入药多以外用为主。中医本草典籍记载砒霜具有蚀疮祛腐、杀虫枯痔的功效。砒霜治疗白血病是 20 世纪 70 年代从黑龙江林甸县乡村医生应用砒石、轻粉（氯化亚汞）和蟾酥 3 味药治疗癌症中而得到启发，经过临床对照试验，最终确定砒石为有效药味，由砒石进一步升华为砒霜，砒霜的化学成分是三氧化二砷（ As_2O_3 ）。

　　急性早幼粒细胞白血病是一种病因不明、起病凶险的恶性血液肿瘤，在急性白血病中占 10% 左右，目前该病已经从一种高致死性疾病转为一种可治愈的疾病，也是目前唯一采用化疗就可以治愈的急性白血病，这是由于确立了联合应用砒霜和维甲酸的临床治疗方法，也是中西医结合研究的成功范例。

　　传统的癌症化疗是以杀伤肿瘤为主，但同时也杀伤了一部分正常细胞。根据肿瘤细胞的分化中止于某一发育阶段的理论，科学家应用诱导方法，促使肿瘤细胞继续分化而去恶性增殖的特征。通过给予外源性诱导分化因子，如维生素衍生物（维甲酸）和砒霜（低浓度 $0.1\sim0.5\mu mol/L$）均可诱导肿瘤细胞继续分化。砒霜不仅可以诱导肿瘤细胞分化，高浓度（$0.5\sim2\mu mol/L$）砒霜还可诱导肿瘤细胞凋亡，但是并不引起正常细胞凋亡。砒霜诱导凋亡的主要机制在于影响了肿瘤细胞的氧化呼吸链，诱导亚细胞器——线粒体膜电位下降，并激活凋亡执行蛋白（半胱氨酸蛋白酶家族），这些蛋白酶能催化水解相关蛋白，引起细胞凋亡。反之，抑制半胱天冬酶则有可能拯救濒死的细胞。

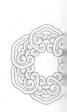

通过上述对砒霜作用机制的深入研究，中国科学家从分子水平诠释了砒霜"以毒攻毒"的实质，使古代朴素哲学与现代科学得以手牵手地获得了国际同行的认同。如果没有古代医生以及民间医生的实践应用基础，也不会得到砒霜治疗急性早幼粒细胞白血病的线索，而砷类制剂最终成为治疗急性早幼粒细胞白血病的特效药物离不开科研人员数十年的艰辛探索和研究。治愈急性早幼粒细胞白血病，是中西医融合研究的成功范例。

青出于蓝而胜于蓝

在 20 世纪六七十年代，中国医学科学院血液病研究所研究人员发现清热泻火的中医方剂"当归龙荟丸"可以改善慢性粒细胞白血病（一种血液系统的恶性肿瘤）的症状。这个方子来自于刘元素（金代）所撰写的《宣明方论》一书，全方由11味药物组成（当归、龙胆草、栀子、黄连、黄柏、黄芩、大黄、芦荟、青黛、木香、麝香）。这个方子为什么能降低恶性增生的白细胞数量呢？为了寻找其中的答案，临床医生和实验室的研究人员花了十几年的时间去探索研究。如果我们用中医理论去解释当归龙荟丸的临床有效性，"肝肾同源、清热解毒"可以讲得通，但是怎样才能让我们当代普通人能够理解这个疗效呢？我们需要使用现代的科学方法去探索未知，去发现古人所不知道的内容。

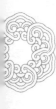

中医药传承千年而不衰的重要基础就是临床疗效。中医古书中没有"慢性粒细胞白血病"的诊断，但是有相关的症状描述以及治疗。在应用中医辨证论治原则对白血病病人进行治疗的同时，医生还采用了西医临床观察方法对病人进行分组，对明确诊断为慢性粒细胞白血病的病人，首先采用统一用药方法和观察指标，并根据国家统一的疗效标准鉴定疗效，逐步确定了当归龙荟丸治疗慢性粒细胞白血病的有效率。然后，科研人员采用分析方法，将全方分解成八个不同的处方，再次进行临床疗效观察，发现只有含青黛的复方才是临床有效的，又经过反复的临床试验和慢性粒细胞白血病动物模型实验，终于找到了青黛是治疗慢性粒细胞白血病的主要药味。自古便有"青出于蓝"的说法，青黛是由大青叶（蓼蓝）加工炮制而成，其中含有靛蓝、靛玉红、靛棕、靛黄及盐类等成分。研究人员又把青黛的各个成分在白血病动物模型上进行了筛选，终于发现靛玉红是治疗慢性粒细胞白血病的有效成分，其治疗慢性粒细胞白血病的作用机制主要在于影响了肿瘤细胞的染色体DNA合成及肿瘤细胞的能量代谢过程，对骨髓无明显抑制作用。为了提高疗效，研究人员又合成靛玉红的衍生物，制备了靛玉红的新剂型。

古老的方剂为什么有效？从上述当归龙荟丸到青黛，再到靛玉红的研究过程告诉我们，要回答这个问题，需要临床医生和科研人员密切配合，需要采用医学界公认的疗效评价标准进行反复探索，从大量的试验数据一层一层、一步一步地揭示中药方剂对何种疾病有效，明确的临床适应证是连接古代中医药与西医学的桥梁。

经典名方黄芩汤的现代研究

再来说一个从古至今一直熠熠生辉的明星方剂——黄芩汤，这个出自《伤寒论》的方剂，由黄芩、白芍、甘草、大枣4味中药组成，主要应用于治疗消化系统疾病引起的恶心、呕吐、腹痛、腹泻等症状，迄今已有1800多年的应用历史。最近美国耶鲁大学的研究人员在黄芩汤的基础上研发了代号为PHY906的药物。研究人员通过建立结直肠癌小鼠荷瘤模型，研究PHY906对结直肠癌的可能效应，及其与化疗药物伊立替康联合应用对结直肠癌的影响。实验数据显示，PHY906本身并不能缩小肿瘤体积；但通过与伊立替康联合应用，PHY906可以增强伊立替康的抗肿瘤活性，抑制伊立替康导致的体重减轻，缓解伊立替康诱发的肠黏膜损伤，从而缓解其腹泻的副作用。

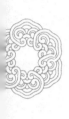

与当归龙荟丸研究方式不同的是，研究者没有对黄芩汤进行拆方研究，也没有采取分离活性化合物的研究方式，而是完全依照中药"君臣佐使"配伍的理论，按照中药方剂临床使用的实际情况，将黄芩汤作为一个整体在动物实验、临床试验及化学质量控制方面开展研究。研究证实黄芩汤中的4味草药须同时存在，而且须按照《伤寒论》1800年前的配方比例才更有效，这说明中药方剂经历了长期临床实践的检验，凝聚着丰富的用药经验和药性理论，具有重要的临床价值。只有当4味药联合使用的时候才可以降低化疗的副作用，这也证明中药的效应不是由一种物质决定，而是由一群物质共同起作用，形成了生物整体治疗靶点导向，有点类似于我们常说的"牵一发而动全身"。由于中药材来自于田间地头的种植，日照、雨水、土壤、病虫害等多种因素影响着药材的品质，PHY906的研究涉及药材种子质量、种植采收、饮片炮制、煎煮方法、制剂工艺等全过程的质量控制。研究人员采用高精密度的质谱技术鉴定出PHY906中的64个活性物质，包括黄酮、三萜皂苷、单萜等类成分，以确保各个批次药物的主要成分含量基本一致，实现各项研究的可重现性。研究者对其化学组分来源进行了药味归属，发现这些成分主要来源于黄芩，其次来源于甘草和白芍，含量最少的是大枣。PHY906目前正在美国、中国和欧盟开展

叩开中医药学之门

国际多中心临床试验，明确其临床适应证及疗效特点。

千年的古方沿用至今，其生命力在于临床有效性。由于人类疾病谱的变化及药材生长环境的改变，对于中医临床辨证论治和药材质量稳定性提出了新的挑战。源自黄芩汤的PHY906的实验研究过程告诉我们，中药方剂经过多年的人用经验，其有效性来自于恰当的药味配伍比例及理化物质基础。我们开展医学实验的目的不仅是帮助了解现象背后的本质，而且可以培养一种实事求是的态度和吃苦耐劳的精神。一次实验，往往不能即刻得到结果，必须重复二次、三次以至多次，才能得到最后的成功；这种科学研究的态度和持之以恒的精神，应用到其他行业和工作中，也能获得同样的成就。

祛瘀止痛的三七

有首古诗专门吟诵一味中药："形似人参功堪并，甘苦兼温金不换，损伤杖扑能除痛，内服祛瘀更荡涤。"外形似人参，性味甘苦温，又名金不换，内外均可用，止痛化瘀效果好。这是什么中药呢？它就是我们常说的名贵中药——三七。三七和人参均属于五加科植物，根茎叶花果长像相似；不同的是人参产自东北，三七产自西南。中药界江湖素有"南七北参"之称，三七可称得上"南药之首"。

李时珍在《本草纲目》中记载："三七，生广西、南丹诸州番峒深山中，采根曝干，黄黑色。味微甘而苦，颇似人参之味。南人军中用为金疮要药，云有奇功。能治一切血病，与血竭相似。止血散血定痛，金刀伤，跌仆杖疮。血出不止者，嚼烂涂，或为末掺之，其血即止。亦主吐衄血，下血血痢……"那个时候，不论是士兵还是百姓在挨板子（受杖）时，口中先含服几钱三七，则血不冲心，而且杖疮也容易恢复。历史上广西的三七产地有南丹、恭城和田州等地，田州是三七的集散流通地，就以地名来标识，称之为"田州三七"，简称就是"田七"。所以"三七"也叫"田七"。

如果大家不太熟悉三七这味药，那么我们就从云南白药说起。云南白药原名"曲焕章万应百宝丹"，简称"百宝丹"，含有多种名贵中药材，具有化瘀止血、活血止痛、解毒消肿的功效。1902 年由云南省江川县一位名为曲焕章的医师创制。抗日战争时期，曲焕章捐出 3 万瓶百宝丹给出征将士随身携带备用，在战场上百宝丹医治好了许多受伤战士的重伤，挽救了他们的生命。1955 年，百宝丹更名"云南白药"，作为国家保密处方，由昆明制药厂生产。云南白药的主要原料之一就是三七，其产地在云南文山州。著名的文山三七也随着云南白药而声名远播。

由于三七在历史上发挥了重要的作用，研究人员对三七也进行了全面系统的现代科学研究，在药物化学、药理学、临床应用、制剂等方面取得了丰硕成果，帮助我们回答了"三七为什么有效"的问题。三七主要成分为三七总皂苷、三七素、黄酮、挥发油、氨基酸、糖类及各种微量元素等。三七总皂苷是

　　　　　　　　　　　　　　叩开中医药学之门

三七的主要活性成分，可保护心脏、抗血栓、抗心律失常、降血脂等；三七素是三七止血的主要成分，能缩短凝血时间，可通过机体代谢诱导血小板释放凝血物质而产生止血作用。三七中的黄酮成分可扩张冠状动脉、增加冠脉血流量，具有抗炎、抗氧化效应。三七挥发油成分具有镇静、安神的作用；三七多糖和部分挥发油类成分可改善人体免疫功能。三七不仅用于云南白药，还应用于中药大品种复方丹参片和复方丹参滴丸中，与丹参、冰片联合应用治疗心脑血管疾病。三七在国内、外久负盛名，下面我们讲讲三七总皂苷为什么有效。

　　首先介绍一下何为皂苷。苷类是自然界普遍存在的天然物质，又称配糖体，简单地说就是糖与非糖物质（苷元）通过分子键连接而成的一类化合物。在大自然中，多种成分均可以和糖结合成苷，所以苷类分布非常广泛，特别是在高等植物中分布最多。皂苷就属于苷类的一种，是由甾体皂苷元或者三萜皂苷元与糖缩合而成的苷类化合物。为什么叫作皂苷呢？因为其水溶液经强烈振摇后，能产生持久性泡沫，类似肥皂样泡沫，故名皂苷。

　　剧烈振摇或者煮沸，皂苷都可以起到发泡作用。著名的七步诗"煮豆燃豆萁，豆在釜中泣"，形象地描述了在豆子被煮沸的过程中，大豆皂苷被溶解至水中，产生了持久的泡沫，好像豆子们在痛哭流涕。这种发泡作用是因为皂苷有降低水溶液表面张力的作用。皂苷的发泡性和乳化剂一样，与其分子内部亲水性的糖部分和亲脂性的苷元部分能否达到平衡有关，只有当达到平衡时，皂苷的表面活性作用才能表现出来，否则分子内部失去平衡，表面活性作用也就不易表现出来。皂苷广泛存在于植物界，在单子叶植物和双子叶植物中均有分布，尤以薯蓣科、玄参科、百合科、五加科、豆科、远志科、桔梗科、石竹科等植物中分布最普遍，含量也较高，例如薯蓣、人参、三七、柴胡、甘草、知母、桔梗等都含有皂苷。三七总皂苷就是从三七植物中分离得到的皂苷类物质，也是三七的活性成分之一。

我们知道，如果动脉血管壁受损伤，胶原蛋白被暴露于血液中，流经此处的血小板即刻会被胶原激活，从圆球状变成扁片状，甚至成为一个刺头状，活化的血小板释放多种"英雄帖"信号分子，煽动周围的血小板一起变形，这些刺儿头们会紧抱成团牢固地粘在裸露的胶原蛋白表面。这时受损的血管局部会收缩，血流速度加快，血浆中各种凝血因子也会被"英雄帖"一级一级地招募过来，直至把凝血因子Ⅰ，我们俗称的"老大"，纤维蛋白原被激活为不溶于血浆的纤维蛋白，老大不再隐身了，他们暴露出真容——长链蛋白，然后上下联手形成一个坚韧的蛋白网兜，把更多的血小板和红细胞网在里面，形成坚固的附壁血栓，如果这个血栓生在冠状动脉，会引起冠心病、心绞痛的症状；如果这个血栓形成在脑血管，会导致缺血性脑中风。这是血栓形成的体内过程。

科学家们把上述血栓的形成过程采用仪器设备在体外进行模拟，可以量化血小板聚集功能，也可以用来筛选抗血小板药

叩开中医药学之门

物。首先我们根据白细胞、红细胞、血细胞、血浆等成分的密度不同，分别采用相应的离心力进行离心，制备出富含血小板的血浆，再把胶原蛋白或者能够激活血小板的"英雄帖"信号分子加进去，观察血小板被激活并聚集的过程。但是如何把这个聚集过程定量化，是一个非常关键的问题。

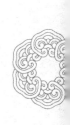

血小板聚集的定量化测定方法，就是巧妙地应用了光的透射原理。当一束激光射向富含血小板的血浆，如果血小板没有发生聚集，数以千万计的直径为 2~3μm 的血小板颗粒均匀地悬浮在血浆中，就像一块毛玻璃，均匀地挡住了大部分的光，因此透过的光线弱。如果血小板被激怒（活化），血小板会释放各种蛋白，或者从表面（表达蛋白）伸出手拉扯聚集在一起，变成若干个大小不同的聚集团块，就像一块均匀的毛玻璃被打碎了，这时候透过的光线显著增多，换句话说，透光度越大反映血小板聚集率越大。这就是 20 世纪 60 年代，美国科学家研制成功的激光浊度法血小板聚集仪。这台仪器在研究三七总皂苷活血化瘀功效的过程中起了大作用。我们发现三七总皂苷可以抑制胶原、二磷酸腺苷、花生四烯酰等诱导因子激活的血小板聚集，如果从单一诱导因子作用途径相比较，三七总皂苷抑制血小板聚集的效应比不上阿司匹林和氯吡格雷，但是三七总皂苷对多种途径诱导的血小板聚集均显示出一定的抑制效应，几乎未见到其引起出血的副作用。三七总皂苷可能是与血小板表面受体发生碰撞，或者是可逆的结合，安抚活化的血小板，抑制聚集；而非像"匕首"一样插入血小板而杀死血小板。

进入 21 世纪，激光刻蚀微流芯片技术逐渐应用于医学检验及基础研究。微流通道是由激光在硅胶等生物材料上刻蚀的微米级别的管道系统。配合计算机模拟的流体力学系统，在几十微米到几百微米宽的微流通道模拟生物体血管以及血流状态，利用显微镜观察血细胞、血管和血流力学环境之间的相互作用，并发现药物的作用靶点。我们利用微流培养系统，发现血流力学环境影响了三七总皂苷抗血小板聚集的效应，在血流缓慢的条件下，三七总皂苷抑制血小板聚集的效应比阿司匹林更强，这提示在某种力学条件下，中药药效可能会优于化学药物。三七总皂苷会通过抑制炎症蛋白的表达，发挥抗血小板聚集的效应。

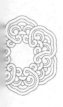

在医疗和科学研究工作中，经常要用实验动物来开展各种试验工作。通过对实验动物的观察和分析，研究和解决中药药理毒理的各种问题，是必不可少的一项工作；动物实验方法已成为医学科学研究中必不可少的重要手段。在我们常吃的果冻、冰激凌和糖果中有一种添加剂叫作卡拉胶，也叫角叉菜胶，是从红海藻中提取的一种含硫的大分子多糖物质。角叉菜胶用途广泛，可以用作食品添加剂，也可以用于制备急性炎症动物模型。给大鼠静脉注射角叉菜胶溶液，可诱发血管内炎症反应，动物出现血管收缩，血流速度加快，血小板被激活，形成血栓。如果我们控制室温在 16~18℃，由于大鼠尾部所特有的散热功能，以及尾部血管网的解剖特点，微血栓在尾部积聚，导致大鼠尾巴变黑，且界限清晰，易于测量，并随着时间的延长而延

叩开中医药学之门

长，大鼠尾部病理结果也提示了该模型以局部炎细胞浸润、微血栓以及血小板血栓为主。在动物造模前，通过给予三七总皂苷预防用药 1 周，可以很直观地观察到大鼠黑尾长度缩短，黑尾发生率降低，联合病理分析结果，三七总皂苷显示出了抑制炎症反应、抗血栓形成的效应。通过颈动脉超声检测，我们发现伴随炎症反应和血栓形成，颈动脉血流速度明显升高；三七总皂苷可以改善血小板聚集功能，改善并维持正常血流力学环境，发挥防治心脑血管疾病的效应。

如果说"心中有数"是个人经验的最高境界，那么通过仪器设备把观察到的生理、病理现象定量化，就可以帮助医学从经验医学跨越至实验医学。现在看起来最简单的水银或酒精温度计的发明，实现了体温检测的定量化，促进了医学的发展。

从活血化瘀到维持健康血流力学环境

无论西医学，还是中医学，对于"血"的基本认识大致是一样的，即"血管中流动着的红色液体"。"血瘀证"也就成为一个用现代语言比较容易解释的概念。一般而言，血瘀证主要与血栓形成及血行不畅有关，因而活血化瘀治疗具有抑制血栓形成并维持正常血流通畅的效应。那么如何对"血行不畅"进行定量化研究呢？这就需要我们从牛顿力学中找尺子了。

血液流动剪应力

血液作为一种循环的液体，具有流动和变形的特性。一般的血液流动呈现轴流（层流）的特征，即位于血管轴心处的血细胞流速快，靠近血管壁的血细胞流速慢。红细胞和白细胞沿着轴心流动，血浆在最外层流动，血小板在靠近血管壁处流动，这种血液分布特点有助于血小板迅速集结至受损血管部位而发挥止血功能。当血液在血管中分层流动时，层与层之间会形成内摩擦力，形成对抗流动的阻力。血流剪应力特指血液流动对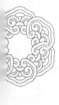血管壁的摩擦力，它平行于血流方向。根据牛顿黏性定律，血流剪应力（τ）是黏度（η）与剪切率（γ）的乘积（$\tau=\eta\times\gamma$）。剪切率是描述层流流体速度变化梯度的物理量。通常可以认为，血流剪应力与血液黏度和血流速度成正比，与血管半径成反比。通过剪应力这个物理量我们就可以把血流状态定量化，进而研究其生物学效应。

止血与血栓形成

众所周知，血小板的重要功能是参与止血与血栓形成。止血与血栓形成之间有什么不同呢？当我们的手指不小心被刀子割破了，鲜血涌流至血管外，这时大量的血小板首先就会被动员，并募集其他血液成分，在血管局部形成止血栓子，以恢复血管壁的完整性；血管破裂还会导致血管内外形成巨大的压力差（垂直于血流方向），血管迅速收缩以减少失血；显微镜下还可以看到止血栓子具有多孔隙特征，这有利于形成管壁内外的

叩开中医药学之门

压力梯度，驱动血液成分穿过血凝块到达血管外腔，促使止血栓子锚定在适当的位置，尽快止血。此外，止血过程中形成的栓子具有自限性，不会因止血而出现血管阻塞的现象。

在什么情况下会出现动脉血栓呢？正常情况下，血细胞与血管壁之间会有血浆层，血小板在流动过程中，不会黏附到血管壁。但是如果患有三高症（高血压、高血糖和高血脂）之一，或者肥胖、吸烟、缺乏运动，凡此种种的生活方式下，血管的化学或力学环境会发生变化，收缩、舒张功能异常，血管内皮细胞受损，这时维持内皮细胞表面负电荷的糖萼蛋白"离职"了，而隐藏在内皮下层的促凝蛋白（胶原及纤维粘连蛋白等）被暴露至血液而"上岗"了。附近的血小板们就被暴露的胶原等蛋白纠缠住了，血小板们又召集白细胞、红细胞、血浆蛋白、血脂分子等一些乌合之众聚集到一起，形成动脉血栓。此时，如果没有"和事佬"的干预，血管壁的的炎症反应越来越强，细胞和血脂越聚越多，就表现为附壁的血脂斑块。虽然在动脉血栓形成处的血管壁并没有破裂，但是局部形成的血脂斑块导致血管内径变窄，血流速度异常增高，这时一种名为 vWF 的血浆蛋白被异常高的血流剪应力激活，并捕获更多的血小板，启动新一轮的血栓加速形成过程。

活血化瘀法维持健康血流

研究发现，三七总皂苷、川芎嗪、原儿茶酸、银杏内酯 B 等，这些来源于中药三七、川芎、金银花以及银杏叶的化合物，可以通过多种途径抑制高剪切应力诱导的血小板聚集，包括抑

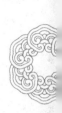

制血小板活化（颗粒分泌和黏附受体表达）及钙离子内流，抑制 vWF 蛋白的分泌及功能等，从而维持人体健康的血流力学环境。这些中药可抑制高血流剪应力诱发的血小板聚集，但是并不影响血小板的止血功能，完美地避开了因抑制血小板功能可能引发出血的副作用。此外，来源于活血化瘀中药三七、丹参、红花等的皂苷类、酚酸类、黄酮类、腺苷类等成分，还具有降低环氧化酶、磷酸二酯酶等代谢酶的活性，减轻机体炎症反应，抑制炎症因子分泌，减少对血小板的刺激，维持血小板的正常功能，从而维持正常血流。

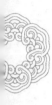

活血化瘀疗法包括药物疗法和非药物方法，后者又包括适度运动、针灸、按摩和导引等。这些方法均可以帮助机体维持正常的血流力学环境，降低血栓形成风险。适度运动是活血化瘀的有效手段之一。中国古代历来重视体育保健活动。如果大家去湖南省博物馆参观，就会看到一幅著名的马王堆汉墓出土的导引图，它生动地描绘了古代的体育保健活动。东汉华佗创立的五禽戏，一直沿用至今。"血脉流通，病不得生"是最早的疾病预防理念之一。体育锻炼可使机体血液循环加速，改善并维持正常的血流力学环境。哈佛大学对近两万名大学生进行长年追踪调查，结果发现喜欢体育运动并坚持运动者的心脑血管疾病患病率明显降低。中医针灸、按摩、锻炼等非药物手段均能改善血流状态，调节血管功能，预防疾病和损伤，促进和维持健康。可以预测，古老的活血化瘀方法将在预防医学中发挥积极作用。

叩开中医药学之门

合理用药

——是药三分毒

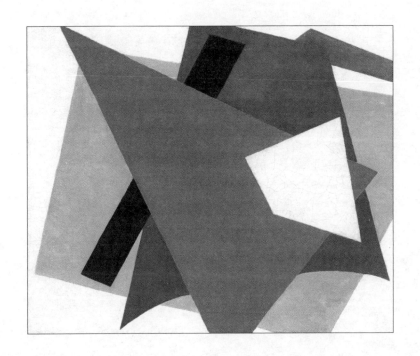

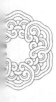

　　人们在长期的生产生活中，发现很多种食物，不仅可以填饱肚子，而且可以防治疾病，即便小麦、大米这些主食也可以治病，例如淮小麦可以安神，麦麸可以治疗维生素 B_1 缺乏引起的水肿等，自古就有"药食同源"的说法。中药中含有的各种糖类、维生素等，进入人体内可转化为葡萄糖、葡萄糖醛酸，从而帮助人体解毒；有的中药含有蛋白质、胶质，可以保护胃黏膜、缓和刺激、阻碍有毒成分的吸收；有的中药含有挥发油，具有止痛的效果。但是中药是不是老百姓常说的"纯天然，无毒，无副作用"呢？事实上天然产物和毒副作用之间并没有直接的关系；物质是否有毒，在于其结构本身和剂量大小。

　　　　　　　　　　叩开中医药学之门

古人很早就提出"药物与毒物是一件事的两个方面，剂量会使药物转变成毒物"。番泻叶小剂量可起到促进胃肠蠕动、改善便秘的作用；大剂量则导致剧烈的腹泻。马钱子中所含的番木鳖碱，既是有效成分，也是毒性成分，治疗量的马钱子可用于治疗肢体瘫痪、重症肌无力等症状；但如果用量过大则易导致中毒，甚至致命。毒物和药物之间的区别在于正确的剂量，"剂量正确"，在今天已有了非常准确的含义。是毒物还是药物，是高毒还是低毒，可以用实验数据来区别。按 WHO 急性毒性分级标准：吃下 0.1 克就能使成人（60 千克体重）死亡的毒物称剧毒；吃下 3 克可致成人死亡的毒物称高毒；吃下 30 克可致成人死亡的毒物称中等毒；吃下 250 克可致成人死亡的毒物称低毒。大部分药物的毒性都在中等毒之下；但因药物服用剂量小，实际上并不足以构成毒性。当然现在不可能用人来做实验取得毒性（毒理学）的数据，而是用实验动物，如小白鼠、大白鼠等来研究，再以此推测对人类的毒性。

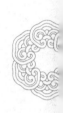

药物是一把双刃剑

什么是药物的不良反应呢？简单说就是，合格药品在正常用法用量下出现的与用药目的无关的有害反应。不良反应是药品的基本属性之一。

药物所导致的不良反应，与药物的本身特点和服药者的个体差异有关。不良反应的表现形式多种多样。从时间来看，不良反应可能在服药后迅速发生也可能在服药后若干年后才被发现。如果肌内注射青霉素发生过敏，可能会在瞬间就出现休克症状而危及生命。在20世纪90年代，一些女性因服用含有关木通的减肥药后所导致的肾损伤，就是在服药后的若干天甚至若干年后陆续出现，经过临床医生、药师和流行病学专家分析，找到了导致肾损伤的元凶是关木通中所含有的毒性成分马兜铃酸。药物不良反应可能是个隐形杀手，在隐藏多年以后方才现形。

从空间来看，药物不良反应可能发生在局部也可能造成全身反应。口服药对胃肠道局部的损伤作用较为常见，如口服解热镇痛药阿司匹林会损伤胃黏膜，引起胃部出血的不良反应；咀嚼槟榔可能会引起口腔黏膜损伤；而某些雾化吸入制剂刺激呼吸道黏膜，会引起咳嗽等不良反应。上述这些均属于药物引起的局部不良反应。前几年，报道比较多的何首乌导致肝脏损伤的反应，就属于全身性反应，在服用何首乌后，某些成分被吸收和分布至肝脏，引起了肝损伤，导致血清转氨酶升高。后续的研究结果提示，何首乌导致的肝脏损伤具有个体特异性。

药物不良反应的程度也有轻有重，有的可导致组织器官的结构形态变化；有的只是暂时影响到了身体功能；有的症状轻微，可以恢复；有的反应程度严重，不可恢复，属于不可逆的损伤。比如古代的美白产品中往往含有铅这种重金属物质，长期使用导致铅在体内蓄积，引起的神经元损伤就是不可逆的。

误服了含有马兜铃酸的草药，如马兜铃、青木香、天仙藤、广防己、关木通等所造成的肾脏或者膀胱的癌变也是不可逆的。药物不良反应造成的组织形态改变，包括肉眼和显微镜下可见的改变，如坏死、增生甚至肿瘤，这些均是严重的不可逆的改变。一般来说，肝脏是药物的主要代谢器官，服药后可能引起肝功能受损，出现血清转氨酶升高的情况，这个过程一般是可逆的。这种因药物不良反应引起的靶器官功能性改变往往是可以恢复的。

药物引起的过敏反应或特异体质反应往往与个体差异有关。通过对药物不良反应现象的分类整理，人们逐步发现了药物不良反应的特征，并寻找可能的避免发生药物不良反应的手段。

中药不良反应

中医一直有"是药三分毒"的说法。早在《黄帝内经》中就有记载："病有久新，方有大小，有毒无毒，固宜常制也。大毒治病，十去其六；常毒治病，十去其七，小毒治病，十去其八；无毒治病，十去其九。谷肉果菜，食养尽之。无使过之，伤其正也。"古人说得非常清楚，用于治病的药是有毒的，分为大毒、常毒、小毒、无毒四类；用药不可过量，毒性大的药物需要慎重使用并控制剂量，过量使用会损伤人体正气。古人也将药物称为"毒药"，其中"药"是治病的属性，"毒"是药物的属性之一。凡是药物，用之得当，可以扶正祛邪，产生治疗作用。用之不当，则会产生不良反应。

中药的不良反应特征除了具备上述的基本特点外，还有其特殊性。首先中药有毒无毒以及毒性成分往往是相对的。中药的毒性成分可能同时又是有效成分。《尚书》记载："若药不瞑眩，厥疾弗瘳。"描述了古人使用乌头类药物止痛的同时，也会出现眩晕等不良反应。现代研究表明，乌头（附子）含有的乌头碱既是镇痛的药效成分，又是导致中毒的成分，如果使用不当会导致眩晕、心律失常等心血管系统和神经系统的不良反应。如果把乌头碱去掉则药效丧失，如果过量使用又会引起中毒，因此使用乌头时需要衡量其治疗风险与获益。有些中药的毒性成分与功效成分并不相同，如天南星中毒，可导致咽部不适，舌、喉发痒而灼热、肿大，严重者可致窒息，也就是古籍记载"生品急人咽喉"的毒性表现，目前认为这种毒性反应与天南星所含的草酸钙针晶有关，与其化痰的功效无关，在这种情况下，需要通过炮制方法去除药材中的致敏成分。又如诃子，既含鞣酸，具有涩肠、固涩大便的作用；又含蒽醌类，具有滑肠、通泻大便的作用；在这种情况下，不同体质的人服用之后，会有不同的反应。

临床上，同一味中药如果使用不当，会引起多种多样的不良反应。例如桂枝性温，能祛寒化痰平喘。对内寒痰多的支气管哮喘病人，具有抗过敏的一面。但对于体质内热之人，桂枝中所含的主要成分桂皮醛又有促进释放组胺而致敏作用，具有引起过敏性皮疹的一面。又如苍术、半夏有燥湿与化痰功效，两味药都具有抑制唾液分泌的作用，对多痰多湿、苔厚腻的病人用之可以化湿、化痰、化苔；但对于红斑狼疮、干燥综合征服用激素后出现口干、苔厚的病人，用了苍术、半夏，非但舌苔化不了，而且病人会感到口腔和舌苔更加干燥少津。古人早有告诫"虽甘草、人参，误用之害，皆毒药之类也"，这说明了中药不良反应的复杂性。

导致中药不良反应的原因及其影响因素很多，归纳起来主要有药物本身、机体体质和使用情况三个方面。此外，无论是使用攻邪类药物，还是使用补益类药物，都不可随意延长用药时间。要避免超量、超期服用中药。靠药物来强健身体的观念要不得！对于药物"有病治病，无病强身"的观念更是要不得！

合理用药从了解药品说明书开始

随着社会的发展，生活水平的提高，人们对中医药防病治病有着更多和更高的需求。中药临床应用的有效性、安全性需要提供更多的科学数据支持；中药的不良反应或医源性疾病的发生规律、防治方法需要进一步探索。

药品说明书是由国家药品监督管理局核准，既是指导医生和病人选择、使用药品的重要参考，也是保障用药安全的重要依据，是具有医学和法律意义的文书。药品说明书主要包括警示语、药品名称、功能主治、用法用量、禁忌、注意事项、不良反应、药物相互作用和保存条件等，这些与用药有关的内容，在用药之前都应该认真阅读。

中药与化学药物的药品说明书有所不同。很多中药来自于长期的临床应用，在说明书中缺乏药理毒理和药物不良反应数据，这有待今后不断地补充与完善。下面我们就分栏目详细地讲一讲怎样阅读中药说明书。

药品名称

药品名称包括通用名和商品名。通用名是国家要求的规范药品名称，任何厂家的相同产品都可以采用，也必须采用。此外，国家规定医药学书籍、期刊、医生处方都必须使用药品通用名，这是为了避免引起一药多名，或多药重名的混乱，也是国际上通行的药品命名规定。商品名是制药企业为自己生产的药品所起的名字。中药通用名可以采用处方主要药材名称的缩写加剂型命名，如"丹七片"是由丹参和三七制成的片剂；也可以采用主要功能加剂型命名，如苏黄止咳胶囊。按现在国家对药品命名的规定，药品名称不能暗示疗效，不可采用西医药理学、解剖学、生理学、病理学或治疗学中的相关用语，如：癌、消炎、降糖、降压、降脂等词汇。与化学药物不同的是，传统中成药一般没有商品名。

成分

对中药来说，应当列出组方中的全部中药药味，包括辅料。对化学药物来说，要给出活性成分的化学名称、化学结构式、分子式和分子量等基本的化学信息。

性状

药品制剂的性状是指对药品的色泽和外表感官的规定。对胶囊剂还规定了里面内容物的颜色、气味和味道。如苏黄止咳胶囊为硬胶囊，内容物为棕褐色的颗粒；气微香，味微苦。大家买药时一定要看说明书，按照说明书上描述的形状与药品进行对比。

用法用量

根据临床试验的结果，药品说明书给出了服药剂量和服药疗程。在日常生活中，有的人可能会"恨病吃药"，期望加大用量以早点控制病情；或者是"谈药色变"，总是因担心药物的毒副作用而减少用量，这两种做法都是不对的。需要特别指出的是，如果长期不足量使用抗生素，还可能培养出耐药的"超级细菌"。如果按照说明书服用，在疗程结束未见到症状改善时，应该及时去看医生。

规格

规格一栏标明了活性成分的量。如果在用法中标明的是活性成分的量，那么具体是服用几片（粒），需要依据规格，进行换算。

功能主治

使用药物的目的是治病或调节生理活动。对症用药是关键，即药物所能治的病症是说明书中最重要的栏目，中药说明书和化学药物说明书的这一栏目名称有所差别，分别是"功能主治"和"适应证"。如苏黄止咳胶囊的"功能主治"栏表明：该药品用于"疏风宣肺，止咳利咽。用于风邪犯肺，肺气失宣所致的咳嗽，咽痒，痒时咳嗽，或呛咳阵作，气急，遇冷空气、异味等因素突发或加重，或夜卧晨起咳剧，多呈反复性发作，干咳无痰或少痰，舌苔薄白等。感冒后咳嗽及咳嗽变异型哮喘见上述症候者"。无论是中药还是化学药，每一个药品说明书中，这一栏应该十分清晰准确。如果说有不清楚的地方，就是人们可能对疾病术语含义的理解不是很准确，比如什么是"疏风宣肺"，什么是"风邪犯肺，肺气失宣所致的咳嗽"。在本例中"感冒后咳嗽"比较好理解，但什么是"咳嗽变异型哮喘"呢？医学上有明确的说法。有疑虑时，应问询医师。在医师（处方药）或药师（非处方药）的指导下使用药物，如果不对症（证）就不能使用。

药理毒理

在药品说明书中，难懂的地方是与功能主治有密切关系的【药理毒理】栏。这一栏的内容很重要，技术含量比较高，但又不能不用专业术语来表述。药理毒理一栏，表明了这个药物为什么有效，为什么可以有这样或那样的适应证。这一栏是在大量实验数据基础上得出的结论，供用药者参考。如苏黄止咳胶囊，在药理毒理栏中写有："本品可抑制氨水所致小鼠咳嗽和枸橼酸所致豚鼠咳嗽；可增加小鼠气管酚红分泌量；延长磷酸组胺和氯化乙酰胆碱混合液喷雾引起豚鼠的引喘潜伏期。"这是止咳平喘的药效学实验，以下还有两条具体的药物作用机制，也就是苏黄止咳胶囊为什么能治病的原因。"1. 能抑制巴豆油致小鼠耳肿胀和角叉菜胶致大鼠足肿胀；2. 对卵蛋白哮喘模型豚鼠支气管肺灌流液中白细胞、嗜酸性粒细胞及腹腔液中肥大细胞脱粒发生率有一定的降低作用"。这几项实验表明苏黄止咳胶囊通过抗炎、抗过敏的机制发挥其止咳平喘的功能主治。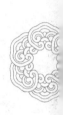

我们在前面讲述了"中药为什么有效"，希望能帮助大家理解药品说明书的药理毒理栏目。由于中药功能主治内容较多，阅读这一栏，会有一些困难。但是即使不怎么懂这一栏中的专业术语，也可以从中药的功能主治看出二者的相互呼应；再者可以根据药理毒理的内容去咨询医生，了解中药的药效机制。一般来说，读懂了中药药理作用机制，可以避免同时服用具有相同作用机制的多种中药。

药理毒理栏目还包括毒理方面的资料，为什么二者放在同一栏呢？因为药理与毒理无法截然分开，往往与剂量有关，使用的量决定了是药物还是毒物。按照药品说明书上的用法用量来用，它是治病的药物。如果超剂量、超期限使用中药，往往会出现不良反应。综上，中药也不可随意服用，服用中药要清楚药物的功能主治，从药理毒理栏目中得到实验数据的印证。这是用药前必做的功课，如果大家对医药学感兴趣，会在药理毒理栏目学习到不少药物的相关知识。药理毒理是药学与临床医学之间的桥梁。

临床试验

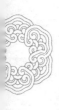

无论是中药还是化学药物，防治疾病的有效性和安全性，最终都必须经过人体试验才能加以证实。药品说明书的临床试验栏目包括临床试验的给药方法、研究对象、主要观察指标、临床试验的结果包括不良反应等。上述的苏黄止咳胶囊在2004年2月至2005年4月进行了多中心、分层区组随机、双盲、阳性药平行对照试验。以咳嗽变异型哮喘和感冒后咳嗽辨证属风邪犯肺、肺气失宣者作为临床研究对象，观察本品的有效性和安全性。在说明书上描述了该临床试验的适应证的西医诊断标准和中医风邪犯肺、肺气失宣的辨证标准，有了诊断标准这把尺子，多家医院可以共同开展临床研究，共纳入840例病人（试验组560例，对照组280例），通过标准的给药方法及服用疗程，研究者根据标准的疗效判定方法对苏黄止咳胶囊的有效性和安全性进行分析。研究结果显示服用苏黄止咳胶囊组的效果优于对照组，在试验期间仅出现了轻微的药物不良反应。说明书上的这些内容，证明了该药物是一个经过充分研究的、有临床试验数据支持的药物。

叩开中医药学之门

随机双盲对照试验是当前国际上通行的临床试验方法。大家一定知道"随机应变"这个成语，意思是随着情况的变化，灵活机动地应付，是高手处理问题的一种境界。其实，"随机"就意味着不确定性或不可知性。"随机化原则"是科学试验的基本原则之一，这是一种尊重未知的客观态度。虽然是相同的病症，但病人因为年龄、性别、生活环境等不同，病症的轻重程度也不尽相同；如果在临床试验中，医生主观地把轻症病人纳入试验组，把重症病人纳入对照组，那么这个药物的有效性就会存在偏倚。因此，在临床试验中采用随机抽样和分配方法，可以避免人为主观选择的影响，使得试验药物组和对照组的结果客观可信。试验设计的随机化方法包括抽签、随机数字表或计算机随机等方法，这里我们就不赘述了。

在随机化试验中，如果病人和医生知道了病人所用的是哪一种药物，主观因素以及心理因素可能会影响试验各组结果的可比性。这个问题由双盲试验来解决。所谓双盲试验是让病人、治疗和评定的医生都不知道哪个病人用的是哪一种药。只有在临床试验结束后，盲底才会被揭开。有双盲就有单盲，单盲是指病人不知道自己吃的是哪一种药物，但是医生知道。

临床试验中盲法已经应用得非常普遍了，这里给大家举个易于理解的盲法实例。开展一项科学试验，首先要提出问题。随着生活节奏的加快，方便食品的品种越来越丰富。食品经过放射线照射后可以大大延长其保存期，方便运输和销售。这时问题来了，食用辐照食品是否会给人体带来危害？为了回答这个问题，经过医学伦理委员会批准，80名同意参加试验的受试者被随机分成两组。每天的食品经有关放射线研究机构分成两份送到食堂，其中一份是经过辐照的，一份是没有经过辐照的。试验前和试验1个月后对两组受试者进行详细的各项生理生化和体格检查。医生、厨师和受试者都不知道哪一组服用的是辐照食品。结果显示两组受试者的健康状况都良好。试验统计结束后公布了哪一组食用的是辐照食品，哪一组是对照组，食用辐照食品未见对人体有危害。试想一下，如果不采用盲法，服用辐照食品的受试者，可能会在心理上首先产生"辐照"，有些不良反应会随心理负担的增加而增多。

　　我们常说"没有比较就没有伤害"，老话讲"人比人，气死人"，在生活上我们不提倡攀比，提倡"悦纳自己"。但是，临床试验的结论往往是通过比较而得出来的，基于"没有比较就没有鉴别"原则，要求我们必须设置对照组。疾病的发生、转归和预后受到多种多样因素的影响，如气候、饮食、心理活动和社会情况等。不少疾病如感冒、早期高血压等有自愈或自行缓解的倾向，如果没有设立对照组比较，或只做治疗前后的病情比较，就很难肯定病情的好转是因为药物的作用，还是因为该病存在自然缓解的因素。上述的苏黄止咳胶囊就是与止咳宁嗽胶囊进行了对比，这属于阳性药对比方法。对照组的设置有很多类型，这里我们再说一下安慰剂对照。

　　在13世纪，天主教教主为即将死去的人吟诵晚祷词，人们将这一行为称为"Placebo"。临床试验中，我们所说的安慰剂也就是 Placebo，意思是"令人愉快"。一般认为，病情的转归主要基于以下 3 个方面：疾病发展的自然过程；特效药治疗效应；安慰剂效应或是非特异性效应。给予安慰剂的病人，也可能表现出一定的疗效，这种效果被认为是安慰剂的非特异治疗作用。20 世纪 50 年代，美国曾用深度 X 线照射脑垂体治疗高血压。后来，有人应用随机对照试验，一组用 X 线照射，另一组仅做假动作，结果照 X 线的 25 个病人中 17 人有效，有效率为 68％；而做假动作一组 18 个病人中 14 人有效，有效率为 78％，这说明 X 线照射的效果仅仅是一种安慰作用。人有七情六欲，安慰剂效应是临床治疗疾病的一个重要方面。一个多世纪以来，尽管医学取得了巨大的进步，但是医生能做到的仍然是"有时是治愈，常常是帮助，总是去安慰"。

说了这么多临床试验的方法，其实临床试验的目的是由基于一定数量病人（样本）的结果来推论在将来应当如何处理同样的病人（总体），但是如何从临床试验结果得出一个可靠的、无偏倚的结论，需要药学、临床医学和统计学等多学科的配合。

不良反应

我们接着看药品说明书的不良反应栏。任何药物都有不良反应。药品不良反应是指合格药品在正常用法用量下，出现的与用药目的无关的有害反应。药品不良反应既不是药品质量问题，也不属于医疗事故。非处方药也要严格按照说明书的规定使用，并需密切观察用药后的反应。一旦在用药过程中出现了不适症状，一定要引起高度重视，应立即停药并及时咨询医生或药师。如苏黄止咳胶囊的主要不良反应为"偶见恶心，呕吐，胃部不适，便秘，咽干"，大部分常见的不良反应不影响治疗和使用者的安全，同时不良反应也并非每个人都会发生，大都在停药后消失。病人用药时，应注意观察有无这些反应，以决定继续服用还是停药；如果出现了这些不良反应，要和主治医生讲述。

禁忌证

禁忌就是禁令，违反就是误用。如苏黄止咳胶囊的禁忌证包括孕妇忌用和服药期间忌食辛辣等刺激性食物。明确指出孕妇不能服用该药；服食辛辣类食物，对咽喉也是一种刺激，不利于疾病的康复。

注意事项

这栏告诉病人一些具体的注意事项，对使用药品的病人，为了自己的健康，应主动地对号入座。医师、药师常常会以医嘱的方式提醒病人。如苏黄止咳胶囊的注意事项包括"1. 运动员慎用。2. 尚无研究数据表明本品对外感发热、咽炎、慢性阻塞性肺疾病、肺癌、肺结核等有效。3. 尚无研究数据支持本品可用于65岁以上和18岁以下病人，以及妊娠期或哺乳期妇女。4. 尚无研究数据支持本品可用于儿童咳嗽变异型哮喘。5. 高血压、心脏病病人慎服。"

处方药只有遵照医嘱使用才能达到预期的治疗效果，不可擅自使用、停用或增减剂量，否则可能会引起严重后果。苏黄止咳胶囊的说明书中明确指出孕妇不能服用该药；运动员、高血压、心脏病病人谨慎服用本品；因发热、咽炎、肺癌等疾病导致的咳嗽也不建议服用本药。对于老人、儿童等特殊人群，是否可以服用，由医生掌握。

最后，提醒大家在阅读药品说明书时，也要关注一下药品的批准文号和有效期。

参考文献

［1］ 范行准.中国医学史略[M].北京：北京出版集团公司北京出版社，2016.

［2］ 朱晟，何端生.中药简史[M].桂林：广西师范大学出版社，2007.

［3］ 郑金生.药林外史[M].桂林：广西师范大学出版社，2007.

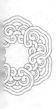

［4］ 王洪图，贺娟.黄帝内经素问白话解[M].北京：人民卫生出版社，2014.

［5］ 王琦.伤寒论讲解[M].郑州：河南科学技术出版社，1988.

［6］ 甄志亚.中国医学史[M].上海：上海科学技术出版社，1997.

［7］ 李经纬.中国医学之辉煌[M].北京：中国中医药出版社，1998.

［8］ 王玉润.王玉润教授五十年论医集[M].上海：上海中医药大学出版社，1998.

［9］ 金丕焕，邓伟.临床试验[M].上海：复旦大学出版社，2004.

［10］张子和.儒门事亲[M].北京：人民卫生出版社，2005.

［11］陈赛.停下来，倾听你的情绪[J].三联生活周刊，2017（35）：38-48.

图片来源说明

第 1 页　李衎四清图卷　原件收藏于故宫博物院

第 36 页　水阁读易图　原件收藏于常熟博物馆

第 48 页　张择端清明上河图卷　原件收藏于故宫博物院

第 54 页　顾绣觅药图轴　原件收藏于故宫博物院

第 60 页　吴伟长江万里图卷　原件收藏于故宫博物院

第 75 页　王振鹏伯牙鼓琴图卷　原件收藏于故宫博物院

第 83 页　任熊画姚大梅诗意册　原件收藏于故宫博物院

第 90 页　徐扬端阳故事册　原件收藏于故宫博物院

第 109 页　图片来源

https://www.moma.org/calendar/exhibitions/1273?slideshow=11&slide=2

Artist: Popova, Liubov Sergeievna (1889–1924)

Title: Painterly Architectonic, 1917

Location: Museum of Modern Art (MoMA) – New York

Credits: Digital image, The Museum of Modern Art, New York/Scala, Florence

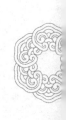